Du même auteur, aux éditions Leduc.s

Mes huiles essentielles anti-âge, 2016.
Mes huiles essentielles anti-stress, 2016.
Soignez vos troubles digestifs avec les huiles essentielles, 2016.
Guide de poche d'aromathérapie, 2014.
Ma bible des huiles essentielles (édition enrichie et illutrée), 2014.
Le grand livre des compléments alimentaires, 2014.
Le grand livre des probiotiques et des prébiotiques, 2014.

Découvrez la bibliographie complète de l'auteur :
www.editionsleduc.com/daniele-festy

Maquette : Sébastienne Ocampo
Illustrations : Fotolia

Cinquième impression (juillet 2016)
17, rue du Regard
75006 Paris – France
E-mail : info@editionsleduc.com
ISBN : 978-2-84899-661-5
ISSN : 2427-7150

DANIÈLE FESTY

MES MEILLEURES TISANES AROMATIQUES

POCHE
LEDUC.S

SOMMAIRE

Tisane *(définition)*

Boisson thérapeutique (du grec *ptisánê* = orge mondé) obtenue par macération, décoction ou infusion de matériel végétal (fleurs fraîches ou séchées, feuilles, tiges, racines), dans de l'eau chaude ou froide. Le thé est une tisane. Le café, le chocolat chaud ou le citron chaud n'en sont pas.

MISE EN GARDE

- *Ce livre ne remplace en aucun cas une consultation médicale,* ne serait-ce que pour être certain de poser le bon diagnostic.
- *Les tisanes ne se substituent pas à un éventuel traitement médical,* lequel ne se substitue pas non plus aux tisanes, d'ailleurs. Si vous êtes sous traitement, ne le stoppez en aucun cas de votre propre chef, ne modifiez pas les doses, respectez la prescription de votre médecin. En revanche, les tisanes peuvent accompagner vos médicaments et/ou compléter leur action et/ou atténuer leurs effets secondaires, ce qui est très utile.
- *Faites preuve de bon sens :* rien de comparable entre un rhume et une dépression, entre une petite fatigue passagère et une hépatite. L'automédication a ses limites : en cas de doute, surtout s'il s'agit d'un enfant, d'une personne âgée, ou fragile, demandez conseil à votre médecin ou à votre pharmacien.

INTRODUCTION

Voici le premier livre consacré aux tisanes aromatiques. Autrement dit, au mariage des plantes et des huiles essentielles.

Boire des tisanes est la façon la plus simple de profiter des bienfaits des plantes. C'est la base de la phytothérapie, le moyen le plus élémentaire pour que chacun puisse se soigner avec les plantes. On peut boire une tisane pour le plaisir, pour se soigner, pour une pause « relax » pour un petit coup de fouet (sans caféine !), bref : il y a toujours une bonne raison pour verser un peu d'eau bouillante sur un sachet de tisane ou sur une poignée d'herbes fraîches tout juste cueillies dans le jardin ou… dans le pot d'herbes aromatiques qui orne la balconnière de votre cuisine.

La tisane

Les tisanes toutes simples sont efficaces. Mais on peut encore renforcer leur action thérapeutique en usant d'huiles essentielles appropriées et en quantité adéquate. L'infusion troque alors son statut d'aimable breuvage thérapeutique contre celui de boisson médicinale puissante : *la tisane aromatique.* En plus, grâce à la chaleur de l'eau, l'huile essentielle s'évapore en partie et monte directement dans le nez pour une mini-inhalation « express » bien utile pour apaiser les nerfs en pelote, libérer les voies respiratoires, soulager un mal de tête ou une nausée. Des tisanes triplement efficaces, donc, dont on ne peut rapidement plus se passer.

La tisane aromatique

Dans ce guide pratique destiné à toute la famille, vous trouverez les réponses aux problèmes quotidiens qui peuvent être solutionnés (ou améliorés) grâce aux tisanes aromatiques. Pour chaque tisane, nous avons réuni les plantes les plus efficaces, les meilleures au goût, et les huiles essentielles les plus appropriées. N'oubliez pas de toujours diluer ces dernières dans un petit peu de miel ou de labrafil (diluant spécial) : on ne verse jamais d'huile essentielle directement dans une tasse de tisane. À votre santé !

Qu'y a-t-il dans nos tisanes aromatiques ?

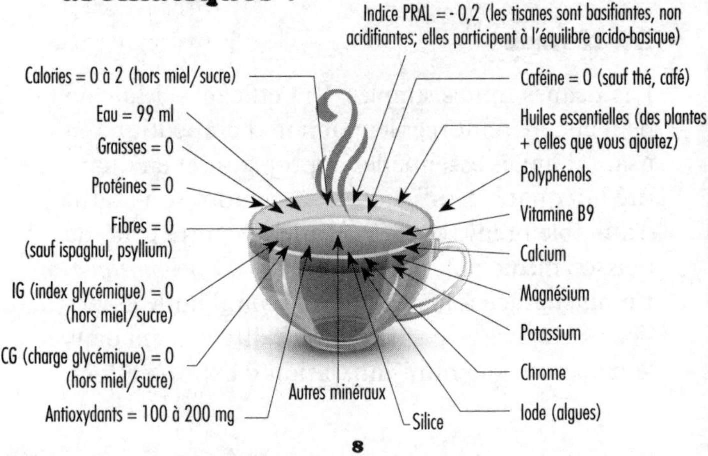

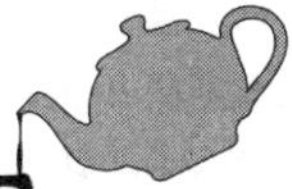

PETIT ABÉCÉDAIRE SIMPLE ET PRATIQUE POUR DES TISANES ENCORE MEILLEURES ET ENCORE PLUS EFFICACES

Avant de sortir bouilloire ou casserole et passoire à infusion, nous vous recommandons vivement de lire ces quelques pages. Elles fournissent nombre de conseils pratiques nécessaires pour ne pas se tromper, sur lesquels nous ne reviendrons pas plus avant dans le livre : température d'infusion, choix de l'eau, etc. Elles fourmillent également d'informations aidant à comprendre pourquoi nous ajoutons tel ou tel ingrédient dans nos tisanes, où se le procurer le cas échéant, etc.

Tout ce qu'il faut savoir pour profiter au maximum des bienfaits de vos tisanes.

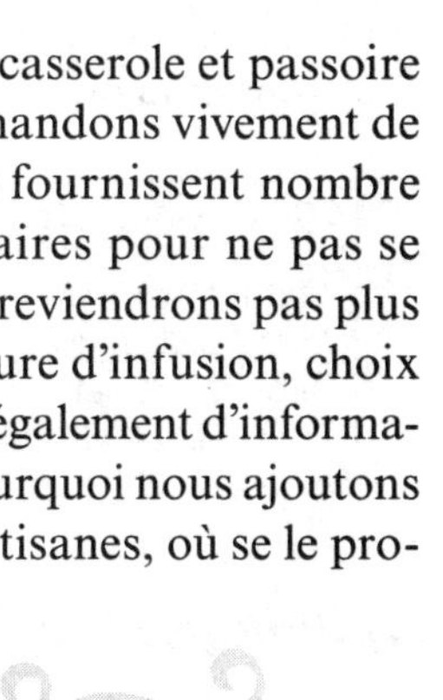

Acérola : la vitamine C naturelle en poudre

L'acérola est une petite cerise exotique extrêmement riche en vitamine C et en flavonoïdes. Elle apporte trente fois plus de vitamine C que l'orange ! En Europe, on la consomme rarement telle quelle (ou en jus), en raison de sa grande acidité et de son amertume. Elle est plus volontiers pressée, réduite en jus puis déshydratée et proposée enfin à la vente sous forme de comprimés (à croquer) ou de poudre (à diluer dans une tisane). Vous en trouverez en pharmacie, en boutiques diététiques, dans certaines grandes surfaces (rayon spécialisé) et magasins de bien-être. Lisez bien les étiquettes, tous les produits à base d'acérola ne se valent pas. Et goûtez-en plusieurs : tous n'ont pas le même goût. Sélectionnez celui que vous préférez et qui vous réussit le mieux.

Mon conseil en +

On l'utilisera dans les tisanes antifatigue et pour traiter les problèmes ORL (respiratoires et bronchiques), renforcer les défenses de l'organisme ainsi que dans un but antioxydant et « antivieillissement ».

Agar-agar : coupe-faim

Poudre blanche, l'agar-agar est un gélifiant idéal, 100 % naturel, issu d'algues. Contrairement à la gélatine classique d'origine animale, faite de protéines, cette « gélatine végétale est exclusivement formée de fibres solubles très douces, coupe-faim (modératrices d'appétit), anticholestérol et bonnes pour le transit intestinal. L'agar-agar est inodore et incolore. Il gélifie à deux conditions : si le liquide dans lequel on le met est en ébullition pendant deux minutes (pas moins) ET s'il redescend ensuite en température, aux environs de 35/40 °C. Avant qu'elle tiédisse au point de gélifier, la tisane reste parfaitement liquide : l'agar-agar ne «prendra» que dans votre estomac, où il jouera alors son rôle coupe-faim et anticholestérol. Puis plus tard, de léger laxatif.

L'agar-agar est un « accessoire » : il n'est pas indispensable à la réalisation de vos tisanes anticholestérol, anticonstipation ou minceur, mais c'est un plus. On le trouve principalement dans les magasins diététiques, en pharmacie (tout pharmacien peut commander de l'agar-agar, même si beaucoup semblent l'ignorer : insistez un peu !), en herboristerie, dans les boutiques asiatiques (les Japonais en utilisent énormément dans leur cuisine traditionnelle et dans leurs boissons pour perdre quelques kilos), ou sur certains sites Internet.

Mon conseil en +

Mettez 1 petite cuillère à café (= 1 gramme) d'agar-agar dans la casserole avec une tasse d'eau, faites frémir 2 minutes, puis procédez ensuite normalement : versez l'eau «améliorée» dans votre tasse avec vos plantes (sachet ou autre). Buvez votre tisane encore bien chaude, avant que l'agar-agar prenne en gelée. Elle formera un gel piégeant graisses et sucres dans votre tube digestif.

Âge : à chaque étape ses tisanes

Des bébés aux aînés en passant par les ados et les futures mamans, chacun a au moins une bonne raison de boire une tasse de tisane chaque jour. Alliées du quotidien, elles aident à se sentir mieux à tout âge, à soulager nos petits maux et à gommer certaines imperfections physiques. De nombreuses familles y sont « abonnées » depuis le plus jeune âge des enfants, et ne peuvent plus s'en passer. D'autant que la tisane est un moment agréable et réconfortant, classique rituel du soir après le dîner. « Et toi, tu veux quoi ? Une digestive ou une pour dormir ? » En dehors de ce moment de partage, il y a l'autre extrême : la Thermos individuelle, que l'on boit dans la journée, avec un objectif bien précis comme aider à perdre du poids ou à détoxifier. Souples, polyvalentes, les tisanes vous accompagnent, rafraîchissent vos pique-niques ou réchauffent vos après-midi d'hiver au bureau. Adoptez-les !

Bébés : plus de sérénité

Les bébés peuvent profiter des bienfaits de certaines plantes sous forme de tisane. Nombreux sont les pédiatres qui prescrivent dès les premières semaines de vie des tisanes de fenouil, de cumin ou de carvi (par exemple un biberon sur deux) pour les aider à se calmer, à digérer, à apaiser les coliques très douloureuses, à s'endormir. Ne vous laissez pas terroriser par les mamans qui préconisent de « laisser le bébé pleurer s'il a des coliques : c'est normal à son âge ; ne lui donnez pas de tisane, le lait suffit ». Et pourquoi faudrait-il le laisser pleurer, ce pauvre enfant ? On ne dit pas à un adulte qui a mal à la tête : « C'est normal, tu as travaillé toute la journée dans le bruit, garde ton mal de tête ! » Écoutez plutôt les mamans, bien plus nombreuses, qui affirment avoir réglé des petits soucis de coliques avec une simple tisane de carvi ou de fenouil... Pour la posologie, comptez un sixième des doses pour adulte (reportez-vous p. 19 et 20 à « Dosages et posologies »).

- **Coliques, digestion difficile :** fenouil, carvi, cumin, badiane (anis étoilé)
- **Sommeil perturbé, enfant agité :** camomille, tilleul
- **Poussée dentaire :** camomille

BÉBÉ TISANE, MODE D'EMPLOI

- Portez à ébullition une tasse d'eau dans une casserole. Jetez-y une pincée de plante (pas plus), pas en poudre (par exemple du cumin en graines et non en poudre). Faites frémir pendant 2 minutes, coupez le feu puis laissez encore infuser 3 minutes. Filtrez. Ajoutez si vous le souhaitez un petit peu de sucre ou de miel. Laissez tiédir. Donnez à votre bébé dans un biberon.

ATTENTION

- En dehors des plantes listées sur cette page, et avec l'accord de votre pédiatre, évitez toute automédication quelle qu'elle soit, y compris sous forme de tisanes, avant l'âge de 6 mois.

Enfants : c'est pas facile de grandir !

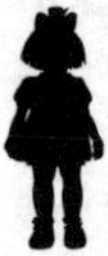

Les enfants tirent grand profit des tisanes, notamment en cas d'agitation, d'insomnie, ou pour les petits maux quotidiens. Comme leurs parents ! Signalons par exemple les études portant sur la valériane pour lutter contre les troubles du sommeil chez les enfants, ou le lierre antiasthme également très adapté aux bouts de chou. Rappel des dosages détaillés p. 19 et 20 : pour un enfant âgé de 3 à 6 ans, comptez un tiers des dosages pour adulte. Au-delà, et jusqu'à 12 ans, comptez la moitié des dosages pour adulte.

- **Agitation :** passiflore
- **Asthme :** lierre
- **Cauchemars :** aubépine
- **Caprices :** mélisse
- **Eczéma :** pensée sauvage, bardane, onagre
- **Fièvre :** tilleul, échinacée, camomille
- **Mal des transports :** gingembre
- **Otite :** thym
- **Poussée dentaire :** camomille

Ados et jeunes adultes : les premiers pas dans « la vraie vie »

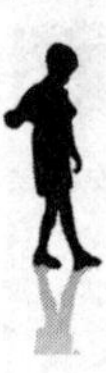

Les ados ont leurs problèmes bien à eux : entre l'acné, les crises existentielles, la puberté qui s'installe, les horribles chagrins d'amour menant aux grèves de la faim ou au contraire les appétits d'ogre, il y a fort à faire pour les soulager. Et malgré leur air bougon, vous savez bien qu'ils adorent qu'on s'occupe d'eux. Pour les dosages, à partir de 12 ans, ce sont les mêmes que pour adultes.

- **Acné :** bardane, pissenlit
- **Aphtes :** ronce, sauge, myrtille
- **Fatigue :** cannelle, ginseng
- **Trac, préparation aux examens :** tilleul
- **Crampes, courbatures :** camomille, basilic, gingembre
- **Règles douloureuses :** mélilot
- **Cycle irrégulier :** sauge

Adultes : pour faire face à des journées bien remplies

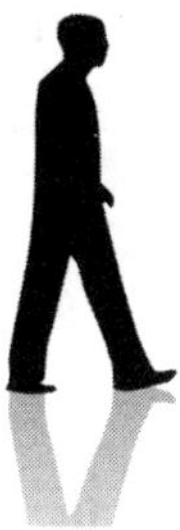

Un Français sur dix se soigne avec les plantes, et cet engouement, justifié, va croissant. Rien de plus normal puisque dans la plupart des cas, les tisanes (et recours aux plantes sous diverses formes, huiles essentielles comprises) viennent à bout de nos maux quotidiens, du rhume à l'insomnie en passant par les éruptions cutanées ou les maux de tête. Nos tisanes aromatiques sont tout spécialement efficaces : les huiles essentielles agissent en synergie avec les plantes pour un mieux-être rapide et la disparition des symptômes, tout en traitant « le terrain » pour qu'ils ne reviennent pas.

- **Minceur :** fucus vesiculosus, cannelle, fenouil
- **Beauté :** romarin (cheveux)
- **Grippe :** cannelle, thym, échinacée
- **Spasmophilie :** prêle
- **Syndrome prémenstruel :** sauge, onagre, gattilier

- **Migraine :** grande camomille
- **Herpès :** saponaire, échinacée, mélisse
- **Problème de thyroïde :** fucus vesiculosus

Femmes enceintes/allaitantes : une grossesse plus agréable

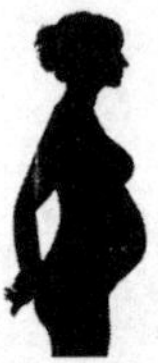

Les femmes enceintes ne sont pas tout à fait des adultes « comme les autres » : certaines plantes leur sont interdites. Mais bon nombre d'entre elles restent autorisées, et tant mieux car c'est le seul moyen réellement efficace et sans danger auquel elles peuvent recourir pour apaiser les maux typiques de la grossesse, tels que les nausées ou les hémorroïdes. Une partie de ce livre leur est consacrée (de la p. 182 à la p. 186).

- **Nausées :** gingembre, menthe
- **Hémorroïdes :** vigne rouge, souci
- **Cystite :** myrtille, canneberge
- **Constipation :** frêne, gingembre
- **Se protéger de la grippe et d'autres infections (à répétition ou non) :** échinacée, thym

ATTENTION

- Les femmes enceintes doivent éviter l'alcool, y compris dans les préparations médicamenteuses (teintures et autres extraits hydroalcooliques…).

Seniors : une meilleure qualité de vie

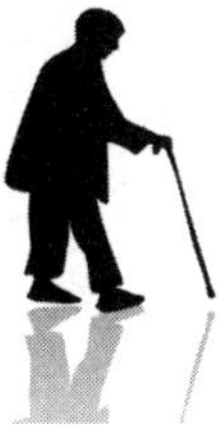

À partir d'un âge avancé, qui dépend de chacun (en général 75 ou 80 ans), l'assimilation des principes actifs et l'élimination des molécules peuvent être ralenties ou mal s'effectuer. Dans le doute, et pour éviter une éventuelle (et hypothétique) intoxication, il est courant de diminuer légèrement les doses, d'un tiers environ, pour certaines plantes. Le choix et les dosages de nos tisanes sont parfaitement adaptés et tiennent compte de tout cela.

- **Prostate :** réglisse, ortie, pépins de courge
- **Ménopause :** soja, sauge, houblon
- **Ostéoporose :** alfalfa, prêle, ortie
- **Rhumatismes :** harpagophytum, reine-des-prés
- **Goutte :** bouleau, ortie, saule
- **Hypertension artérielle :** aubépine, olivier, hibiscus
- **Douleurs :** cassis, saule, reine-des-prés, camomille
- **Libido :** cannelle, gingembre, avoine
- **Mémoire :** mélisse, thym, ginkgo biloba
- **Ulcère à l'estomac :** réglisse, guimauve

Citron (jus ou rondelles) : le plein d'antifatigue

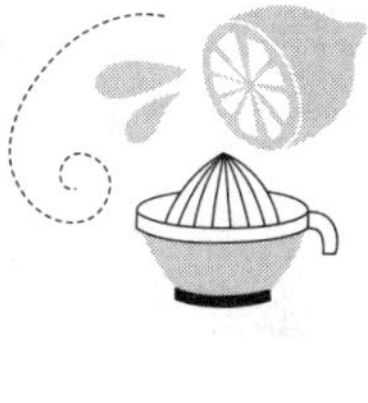

Il n'y a pas plus vitaminé (vitamine C), plus riche en flavonoïdes et plus facile à ajouter à une tisane que du jus de citron. Vous le

croiserez dans certaines de nos infusions répondant à des situations précises, par exemple pour renforcer les vaisseaux sanguins ou favoriser la circulation, deux grandes spécialités du citron. Le mieux est de le presser soi-même, au dernier moment pour profiter pleinement de sa vitamine C.

> ***Mon conseil en +***
>
> Votre eau est trop calcaire (ou trop chaude) ? Les tanins des plantes ont « précipité » et votre boisson est trouble (c'est le cas avec le thé glacé, limpide infusé à froid mais trouble infusé à chaud puis refroidi) ? Une petite giclée de jus de citron remettra tout dans l'ordre : le liquide deviendra cristallin comme de l'eau de roche. Magie de l'acidité…

Conserver ses plantes

Les plantes sèches se conservent soigneusement empaquetées, à l'abri de la lumière et de la chaleur. Le mieux est de les laisser dans leur emballage d'origine et de placer celui-ci dans une boîte hermétique, type Tupperware, bocal de verre bien clos ou boîte en fer-blanc, tout simplement. Le tout à l'ombre, au frais : un placard dans la cuisine, loin de la lumière, de la cuisinière et de la vapeur d'eau, fera parfaitement l'affaire. Par exemple, si vous achetez

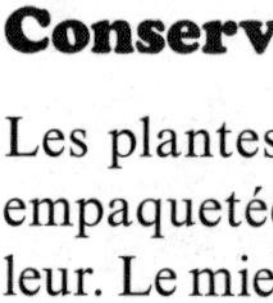

en pharmacie « de la camomille », le pharmacien vous la remettra probablement dans un sachet en papier kraft, ou autre matériau adapté, semblable à un sachet de thé en vrac. Protégez-le dès votre retour chez vous dans un contenant clos. Même chose bien entendu si vous faites sécher vous-même vos plantes cueillies au jardin ou rapportées de vos balades.

Mon conseil en +

Avec le temps, les plantes finissent par perdre leurs principes actifs, et surtout leurs arômes et parfums. Si vos sachets de verveine datent de Mathusalem, éliminez-les. Repartez à zéro, c'est mieux.

Dosages et posologies

Sauf mention particulière, les posologies de nos tisanes sont conçues pour des adultes, et font appel aux plantes sèches. Pour les adapter aux enfants, veuillez vous reporter à « Dosages enfants » (p. 20). Dans tous les cas : ne doublez pas les doses, vous ne guérirez pas deux fois plus vite. En outre, en dépassant les posologies recommandées, vous risqueriez de ressentir des effets secondaires. Respectez strictement nos recommandations.

Tout au long du livre, vous rencontrerez trois types de dosages.

1. 1 cuillère à soupe, cela correspond à environ 3 à 9 g (selon plantes)
2. 1 cuillère à café, cela correspond à environ 1 à 3 g
3. Et pour l'eau, ¼ de litre = 1 tasse = 25 cl.

Si vos plantes sont découpées en tout petits morceaux, comme dans les tisanes habituellement disponibles dans les magasins (sachets de verveine ou de thé proposés en supermarchés), la cuillère est bien pratique pour un « dosage express ».

Si, en revanche, elles se présentent sous la forme de fleurs entières (camomille) ou de feuilles entières (menthe), un peu grandes, recroquevillées sur elles-mêmes, ou que vous venez de les cueillir, mieux vaut peser pour une première utilisation, sinon une seule feuille risque de remplir facilement une cuillère à café et vous n'obtiendrez pas votre « dose » ! Pour les prochaines fois, vous aurez ensuite « le compas dans l'œil » et saurez par exemple que pour préparer une tisane de feuilles de menthe, il faut environ 5 feuilles de menthe par tasse. Inutile de peser à chaque fois : on n'est pas au microgramme près.

DOSAGES EN FONCTION DE L'ÂGE

- Adulte = 1
- Grand enfant = ½
- Enfant = ⅓
- Bébé = ⅙ (comme pour un enfant, mais divisé par 2)

Drainer

L'un des avantages des tisanes par rapport à d'autres formes de phytothérapie, comme par exemple les gélules, c'est qu'elles font boire. Elles hydratent, premier bon point, et en augmentant le volume urinaire elles favorisent le drainage et l'évacuation des déchets. C'est particulièrement important, surtout lorsqu'on est souffrant : la bataille que livre le corps contre les microbes ou les douleurs génère la production de nombreux déchets qu'il est indispensable d'évacuer au plus vite. Un rôle sur mesure pour les tisanes, irremplaçables sur ce point.

Mon conseil en +

Certaines plantes sont spécialisées dans le drainage de tel ou tel organe, par exemple le pissenlit s'occupe des voies urinaires : pensez à lui en cas de calculs urinaires, de cystite. La bardane « nettoie » la peau, elle est donc indiquée en cas de dermatose, d'acné, d'eczéma, etc.

Durée du traitement

Nos tisanes aromatiques se prennent « jusqu'à disparition des symptômes ». Ceci est bien entendu à adapter en fonction de la situation. Pour le mal de tête ou un simple refroidissement, c'est dans les minutes ou les heures qui suivent ; pour les indigestions, en 24 heures grand maximum (souvent, bien avant !) ; pour les problèmes au long cours, comme une mauvaise circulation, les cures d'une, deux ou trois semaines sont recommandées, et à renouveler. Les huiles essentielles accélèrent notablement les résultats.

Mon conseil en +

Respectez les dosages et temps d'infusion indiqués dans ce livre. Si vous souhaitez « diluer » davantage le goût, augmentez la quantité d'eau. Mais ne touchez pas à la quantité de plante !

Eau

L'eau compte pour 99 % dans une tasse de tisane. Il est donc essentiel qu'elle soit de qualité, bonne, pure et adaptée aux plantes. Vous pouvez très bien obtenir une excellente tisane avec de l'eau du robinet et une médiocre avec de l'eau minérale : c'est une histoire de compatibilité avec les tanins des plantes, leurs arômes, etc.

Une « bonne » eau à tisane, c'est une eau :

- **pauvre en calcium** (= peu calcaire),
- **pauvre en minéraux** d'une manière générale (attention aux eaux fortement minéralisées de type Contrex, Vittel, Hépar, La Française…),
- **au pH neutre** (autour de 7).

Exemples : votre eau du robinet si elle répond à ces critères, la Volvic, la Mont Roucous, la Montcalm, la Volcania (marque Leader Price), éventuellement l'Évian.

Mon conseil en +

N'utilisez pas d'eau stagnante ou plusieurs fois réchauffée (en bouilloire par exemple) pour faire votre tisane. L'eau « qui dort » a perdu ses minuscules bulles d'air, naturellement présentes dans toute eau, et devient de ce fait « plate » en bouche et, de plus, indigeste.

EPS (EXTRAITS DE PLANTES FRAÎCHES STANDARDISÉS)

- Les EPS sont des formes très concentrées de plantes, présentées en solution buvable, en petit flacon le plus souvent. Ils sont obtenus selon certains procédés bien précis, impossibles à réaliser soi-même à la maison. C'est une forme de phytothérapie extrêmement active, car elle permet de profiter de la totalité des bienfaits de la plante, contrairement à la tisane qui ne propose que les principes actifs solubles dans l'eau. Les EPS, plus puissants que les tisanes mais au goût moins flatteur, sont irremplaçables pour traiter certaines maladies. Vous les rencontrerez ici ou là, lorsque la situation l'exige. Commandez-les en pharmacie.

Mon conseil en +

Si à la place des EPS le pharmacien vous propose des SIPF (Suspension intégrale de plantes fraîches), prenez. Mais rien d'autre.

EXTRAIT FLUIDE

- Un extrait fluide est un extrait de plante obtenu par macération dans l'alcool et filtration. Il s'utilise comme une teinture mère, en gouttes, à diluer dans un grand verre d'eau.

Eaux florales

La plupart des huiles essentielles sont obtenues par distillation à la vapeur d'eau. Lors de la distillation la fraction non soluble dans l'eau (les huiles essentielles) est séparée de la fraction soluble dans l'eau (les hydrolats, ou hydrosols). Comme ces derniers sont beaucoup moins concentrés en molécules actives que les huiles essentielles, on les a longtemps considérés comme de simples « co-produits ». Erreur ! Eux aussi présentent des propriétés (parfois les mêmes que les huiles essentielles, mais parfois, bien différentes) et leur grande « douceur » les rend bien plus faciles d'emploi. Vous les rencontrerez ici et là dans ce livre. Ils sont également parfaits pour les tout-petits, ou encore pour toutes les pathologies qui nécessitent un drainage : jambes lourdes, sang épais, foie congestionné, problèmes cutanés... Pour détoxifier le foie, par exemple, et soutenir ainsi l'immunité, des cures de romarin/menthe/aneth sont conseillées avant l'hiver et au printemps. Les molécules aromatiques dynamisent l'eau et le tout forme une synergie particulièrement efficace pour un excellent drainage aqueux. En effet, l'eau distillée, vierge de minéraux, passe directement dans le sang (aucun intermédiaire digestif) et se charge de toutes les toxines pour une élimination en règle. Un vrai nettoyage de printemps... à l'automne si on veut !

Filtrer

Systématiquement, pour chaque tisane, vous devez filtrer vos plantes. C'est normal : vous consommez l'infusion et non la plante elle-même. Vous pouvez utiliser soit un filtre en papier classique, soit procéder à l'infusion directement dans la tasse munie d'une passoire (bien pratique).

Reste la solution très simple aussi, mais peut-être un peu moins performante, de la boule à thé ou de la cuillère spéciale tisane. Si la boule en question est très grosse et laisse bien les végétaux se déployer, d'accord. Si en revanche elle est petite et que les plantes y sont serrées comme des sardines en boîte, elles libéreront moins bien leurs principes actifs. N'oubliez pas qu'en se gonflant d'eau, elles prennent jusqu'à 30 voire 40 % de volume en plus. C'est un peu le même principe que dans la machine à laver : lorsqu'on tasse trop de vêtements dans le tambour, le lavage se fait moins bien car l'eau et la lessive ont plus de mal à se faufiler partout.

Mon conseil en +

Plus les feuilles, les racines ou tout autre matériel végétal sont « libres », mieux ils se délestent de leurs principes actifs. Plus ils sont tassés, plus vous risquez de passer à côté d'une partie des bénéfices de votre tisane.

Huiles essentielles

Les huiles essentielles sont extrêmement concentrées en principes actifs. Obtenues par distillation ou expression de plantes aromatiques, elles agissent de diverses façons sur notre organisme selon leur provenance, leur composition. Comme tout produit actif, les huiles essentielles nécessitent quelques précautions d'emploi. D'une manière générale, retenez qu'elles sont extrêmement puissantes, c'est pourquoi leur flacon est si petit. Vous en utilisez une ou grand maximum deux gouttes à chaque fois, pas plus. Il est impératif de les manier avec précaution. La médecine pour se soigner par les huiles essentielles s'appelle l'aromathérapie. C'est une branche de la phytothérapie, qu'elle complète et renforce.

Mon conseil en +

Deux règles d'or :

1. *Respectez absolument la posologie indiquée.* 1 goutte c'est 1 goutte, ce n'est pas 2 gouttes ; et 3 fois par jour, ce n'est pas 5 fois par jour.
2. *Achetez exclusivement des huiles essentielles de qualité,* estampillées « HECT » ou « HEBBD » (c'est-à-dire dont la carte de provenance et d'identité est très précise) et « 100 % naturelles ».

Mélangez toujours vos huiles essentielles à du miel ou à du labrafil avant de les plonger dans votre tasse de tisane

Le labrafil est un dispersant, à base d'huiles végétales hydrophiles spéciales, qui permet de mélanger les huiles essentielles à la tisane. Il remplace le miel pour ceux et celles qui ne souhaitent (ou ne peuvent) pas sucrer leur tisane. Il est très stable et aide à profiter pleinement des huiles essentielles par voie interne.

Rappelez-vous qu'on ne met jamais d'huiles essentielles pures dans une tisane (ou dans un bain), car elles ne se mélangent pas à l'eau et remontent à sa surface.

Mon conseil en +

On peut utiliser le labrafil pour incorporer les huiles essentielles à l'eau du bain. Ce n'est pas le cas de tous les dispersants : certains conviennent exclusivement à la dispersion dans l'eau de boisson OU dans l'eau du bain. C'est pourquoi nous préférons le labrafil, polyvalent puisqu'il permet les deux, sans risque de se tromper. À vous les bains de lavande ou d'ylang-ylang tout en sirotant votre tisane aromatique !

Infusion – décoction – macération

Pour extraire les principes actifs des plantes, on utilise principalement de l'eau ou de l'alcool. Il est indispensable d'adapter le mode d'extraction à la plante.

- **L'infusion :** on verse de l'eau frémissante sur une quantité de plante donnée, et on laisse infuser, si possible « à couvert » afin que l'eau ne refroidisse pas trop vite. Par ailleurs, la chaleur de l'eau fait éclater les cellules végétales, ce qui permet de libérer un petit peu d'huiles essentielles lorsque le végétal le permet (plantes aromatiques : verveine, romarin, thym...). En couvrant la tasse d'une simple sous-tasse, vous évitez l'évaporation de ces précieuses huiles volatiles.
- **La décoction :** on fait bouillir une plante dans de l'eau, puis on fait ensuite infuser comme décrit ci-dessus.
- **La macération :** on met une plante dans un liquide froid, généralement de l'eau ou, de préférence, de l'alcool car la macération à l'eau fermente vite.

Mon conseil en +

Pas de macération à l'alcool pour les enfants !

Interactions plantes et médicaments

Comme tout produit actif, les plantes peuvent interagir avec les médicaments. Soit en s'opposant à leurs effets (le médicament sera moins efficace), soit en les amplifiant (risque de toxicité). Par exemple, les plantes anticoagulantes ne doivent pas être prises avec un médicament anticoagulant (un sang trop fluide peut poser des problèmes), ni avec un traitement au contraire favorisant la coagulation, bien évidemment. Ou encore le ginseng, le millepertuis, le ginkgo biloba ou la valériane pourraient favoriser les crises de migraines chez les personnes prenant des triptans (médicaments antimigraineux) ou des antidépresseurs tricycliques.

Cependant, ce thème classique des interactions « plantes/médicaments » mérite réflexion. Il s'agit à notre avis d'un faux procès intenté aux plantes médicinales. En réalité, il existe aussi de nombreuses interactions aliments/médicaments, par exemple il ne faut jamais prendre d'antibiotiques avec du lait (ce dernier les inactive), et de nombreux médicaments ne doivent pas être avalés avec du jus d'orange, de pamplemousse ou même de pomme, dont certaines molécules perturbent l'assimilation. Car tout simplement, les voies métaboliques empruntées par les médicaments sont les mêmes que celles des aliments, boissons, tisanes. Tous se retrouvent, d'une manière ou d'une autre, sous une forme ou une autre, dans l'estomac, l'intestin, les urines... Ainsi, les tanins d'une simple tasse de thé peuvent ralentir l'action des médicaments, tandis que les substances amères du café ou même du chocolat noir l'accélèrent. Faut-il pour autant arrêter de manger ou de boire lorsqu'on est sous traitement ? Certainement pas. Par ailleurs, le but des plantes étant précisément de prendre moins de médicaments lorsque c'est possible, il s'agit dans bien des cas de choisir, finalement. Et n'oublions pas que certaines interactions peuvent au contraire se révéler très utiles, les plantes permettant de réduire les effets secondaires des médicaments. C'est le cas du chardon-marie, qui protège les cellules du foie fortement agressées par certains traitements (paracétamol...). D'autres plantes ont la capacité de renforcer l'efficacité de certains médicaments sans les rendre pour autant toxiques. C'est le cas du thé avec les antibiotiques.

Mon conseil en +

Si vous êtes sous traitement médical, consultez votre médecin ou votre pharmacien pour vérifier que vos médicaments sont compatibles avec les plantes que vous souhaitez utiliser. Nous vous recommandons d'aller voir un vrai spécialiste, car nombre de médecins ou de pharmaciens purement « classiques », par méconnaissance totale de la phytothérapie et de l'aromathérapie, intiment quasiment l'ordre à leurs patients de ne pas recourir aux plantes pendant un quelconque traitement ; interdiction bien inutile dans la plupart des cas et même, dans certaines situations, au détriment du malade et de son traitement.

Médecine intégrative

Plus le temps passe, plus le recours aux plantes pour se soigner devient une évidence pour davantage de patients, craignant les effets secondaires bien réels des médicaments « classiques ». Le recours à ces médicaments reste bien évidemment indispensable et même vital dans certains cas, mais il est légitime de se soigner « avec les plantes » dans bien des situations courantes. Par ailleurs, vous êtes de plus en plus nombreux à vous méfier de la spirale des psychotropes (controversés dans le monde médical lui-même, car trop souvent prescrits pour de « simples » déprimes), des antibiotiques ou des antiviraux à répétition (avec risque de résistance des microbes), etc. Gardons-nous de tout extrémisme, d'un côté comme de l'autre. Il ne s'agit en aucun cas d'opposer « traitements durs » et « traitements par les plantes », mais d'utiliser les uns et les autres à bon escient, et même de façon complémentaire lorsque la situation l'exige. C'est ce qu'on appelle la médecine intégrative, discipline émergente, où il est question de soigner au mieux le malade avec le traitement le plus adapté, à base de plantes ou non : une façon élégante, enfin, de sortir des querelles de chapelle stériles type « les plantes, efficaces ou non ? » dont le grand public est lassé. Bien sûr qu'elles sont efficaces, sinon nous n'en prendrions plus depuis longtemps. Encore faut-il se traiter avec la ou les bonnes plantes, de qualité, correctement dosées.

Mélanges de plantes

Certaines de nos tisanes sont composées d'une seule plante. Mais la plupart en rassemblent deux ou trois, voire quatre (c'est rare), pour un effet renforcé et synergique. Si une seule plante pouvait tout soigner, cela se saurait... Pour obtenir un réel résultat, il faut souvent en marier plusieurs, ne serait-ce que par égard pour nos papilles gustatives : indépendamment de ses propres capacités thérapeutiques, la menthe intervient dans plusieurs de nos mélanges simplement pour améliorer le goût de la boisson finale ; c'est important, surtout si vous devez en boire plusieurs tasses par jour pendant plusieurs jours.

Lorsque vous lisez *« Dans un bocal, mélangez ½ de cassis pour ½ de thym »*, simplifiez : achetez 100 g de l'une et de l'autre, prenez une poignée de cassis, mettez-la dans le bocal, et ajoutez une poignée de thym, puis mélangez bien. Ou *« Dans un bocal, mélangez ⅓ de menthe pour ⅔ de vigne rouge »,* mettez 1 poignée de menthe dans votre bocal, puis 2 poignées de vigne rouge. Mélangez bien (à la main, c'est le plus facile). Ou encore, si votre bocal n'est pas très grand, mélangez vos plantes dans un saladier avant de les transvaser dans leur contenant hermétique. Contrairement aux huiles essentielles qu'il faut doser très précisément, avec les tisanes, on n'est pas au gramme près, mais soyez quand même précis et soigneux dans vos mélanges.

Mon conseil en +

Si votre détaillant vous laisse le choix, prévoyez des plantes coupées menues, de manière à réaliser des mélanges homogènes. Surtout lorsqu'il s'agit d'associer des racines de l'une avec des feuilles de l'autre et de l'écorce de la troisième, par exemple.

Miel

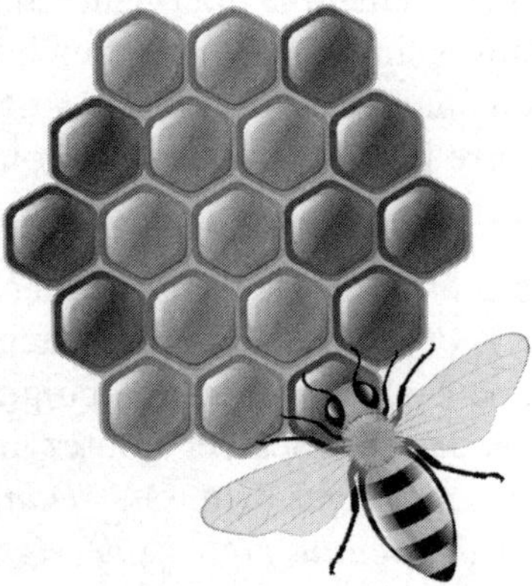

Le miel est l'édulcorant naturel idéal pour les tisanes. D'une part il les sucre agréablement, ce qui parfois n'est pas du luxe car certaines d'entre elles sont assez amères ou acides. Ensuite, son pouvoir sucrant, bien supérieur à celui du sucre, permet d'en utiliser près de deux fois moins : c'est autant de calories de « gagnées ». Par ailleurs, il contribue à cicatriser, éliminer les microbes, apaiser les brûlures d'estomac et les maux de gorge grâce à ses propres principes actifs, étudiés et reconnus depuis bien longtemps.

Enfin, le miel constitue un excellent support pour huiles essentielles. Il favorise leur action thérapeutique tout en respectant et en soulignant leurs arômes. Et comme il n'est pas question de verser directement des huiles essentielles dans la tisane, le miel est le meilleur support pour les y intégrer. Sauf si vous ne souhaitez pas consommer de sucre pour une raison ou une autre (régime, diabète...), dans ce cas, remplacez le miel par du labrafil.

Mon conseil en +

Tous les miels conviennent pour nos tisanes aromatiques, mais chaque miel possédant ses propriétés, privilégiez le plus adapté pour renforcer encore l'efficacité de l'infusion (voir en annexe, p. 267, notre tableau « Quel miel, pour quoi ? »).

Moderne

La phytothérapie (médecine par les plantes) conserve encore, curieusement, une image un peu «poussiéreuse». Sans doute parce que c'est la médecine la plus ancienne du monde : l'herboristerie, avec ses vieilles balances et ses tiroirs en bois, évoque forcément la tradition avec un petit côté vieillot. Il n'en est pourtant rien. La phytothérapie a évolué de façon spectaculaire ces dernières décennies. Tandis qu'elle était employée de manière empirique jadis, elle fait aujourd'hui l'objet d'un nombre phénoménal de recherches et d'études scientifiques très poussées à travers le monde. Ainsi, alors que l'on utilise traditionnellement l'achillée millefeuille pour lutter contre les troubles digestifs, pour ses propriétés anti-inflammatoires et antiflatulences, les scientifiques ont découvert récemment que cette plante, on ne peut plus banale, renfermait un composé appelé acide achimilique, un nouveau venu dans le groupe des sesquiterpènes (famille de composés actifs), qui possède des propriétés anticancer chez la souris. Autre exemple, l'aigremoine, elle aussi appréciée pour ses propriétés digestives, ferait baisser la pression artérielle. Une observation fine a pu montrer qu'à faible dose, elle dilate les artères coronaires (du cœur) alors qu'à forte dose, elle les resserre. Toutes ces recherches sont passionnantes et montrent que nous avons encore beaucoup à apprendre des plantes. Ces découvertes ne sont possibles que grâce à l'évolution parallèle de la science et des méthodes et outils d'observation. Il y en aura donc bien d'autres à l'avenir ! À ce jour, on répertorie des centaines de milliers d'études publiées sur *Medline Pubmed,* la plus grande bibliothèque médicale du monde. Aucune autre matière médicamenteuse au monde ne peut rivaliser !

Pharmacopée

La pharmacopée française recense 448 plantes médicinales dont 333 sur liste A (les plantes les plus courantes, utilisables sans danger à condition de respecter les posologies et les contre-indications) et 115 sur liste B (les plantes fabuleuses pour une indication précise, mais aux effets secondaires préoccupants). 448, ce n'est pas énorme, surtout comparé aux plus de 200 000 espèces végétales listées, disponibles à travers le monde. Normal : seules 10 % d'entre elles environ possèdent des vertus médicinales avérées, soit environ 20 000. Sur ces 20 000, encore 10 % sont vraiment bien connues, soit 2 000 plantes. Parmi elles, 10 % environ sont employées couramment, ce qui fait tomber à 200 le nombre de plantes médicinales d'usage courant pour traiter l'ensemble de nos maux. D'où tri drastique. Sans compter la quantité phénoménale d'espèces à découvrir, puis à étudier. Et, ainsi que nous l'avons vu page précédente, nombre de plantes tout à fait banales n'ont pas fini de nous étonner. De quoi occuper des milliers de chercheurs pendant de longues, très très longues années...

60 % des médicaments sont à base de plantes

Sur un plan strictement réglementaire, les spécialités pharmaceutiques (médicaments) faites à base de plantes selon une formule bien précise (brevet) ont une AMM (Autorisation de mise sur le marché), comme n'importe quel médicament. L'AMM garantit l'innocuité, la non-toxicité du produit. En pharmacie, 185 médicaments de phytothérapie ont une AMM. Mais plus largement, 60 % de nos médicaments font appel aux plantes, telles quelles ou sous forme d'extraits, y compris pour traiter des maladies aussi graves que les cancers ou les maladies cardiaques. Selon l'OMS (Organisation mondiale de la santé), 20 000 médicaments à base de plantes sont disponibles tout autour du monde, dans l'un ou l'autre des 73 pays qui les commercialisent. Il n'est guère étonnant que, dans ce contexte, le recours à la phytothérapie ait été multiplié par trois dans les vingt dernières années. Nous sommes loin des « plantes pour soigner seulement les petits bobos » !

Plantes

Nous avons sélectionné les plus efficaces, les plus simples à trouver et les plus faciles à utiliser. Achetez-les en herboristerie si vous avez la chance d'en avoir une non loin de chez vous, ou en boutique spécialisée. Certains magasins de « bien-être » proposent également des plantes de qualité, souvent bio, mais il s'agit le plus souvent de mélanges, par exemple pour le sommeil : pourquoi pas ? Rien ne vous empêche d'adapter les conseils de ce livre à ces mélanges, c'est-à-dire d'ajouter votre huile essentielle à une tisane « toute prête ». Pour reprendre notre exemple « sommeil », vérifiez que le mélange renferme une ou plusieurs des plantes « anti-insomnie » proposées dans ce livre (p. 184), ajoutez votre goutte d'huile essentielle de lavande dans votre petite cuillère de miel, et bonne nuit les petits !

Bien entendu, vous devez pouvoir aussi commander vos mélanges en pharmacie, lieu de prédilection pour toutes sortes de préparations médicinales. Les pharmaciens revendiquent le monopole de la phytothérapie, barrant le passage aux derniers herboristes exerçant à ce jour. Mettez-les au pied du mur : s'ils ne sont pas capables de s'exécuter, qu'ils laissent la place aux autres, souvent passionnés par cette activité et très informés, eux.

À SAVOIR

- Lorsqu'on parle de « plantes », le terme peut signifier à la fois « tige, fleurs, feuilles ». A contrario, on spécifie souvent « feuilles », ou « fruits », « racine », « écorce » lorsqu'on ne souhaite utiliser qu'une partie de la plante.

Petit abécédaire des effets recherchés et des plantes adaptées

C'est la canicule, il fait très chaud, vous avez l'impression que boire de l'eau n'étanche pas votre soif, ou à peine ? Ajoutez-y des plantes *« stop soif »* pour un effet rafraîchissant et désaltérant renforcé. Au contraire, c'est l'hiver, vous êtes gelé ? Cap sur les plantes *réchauffantes*. Vous êtes blessé ? Vite, une plante *cicatrisante* ! Etc. À chaque problème sa solution phyto, vous pouvez piocher parmi toutes les plantes listées ici pour concocter vos propres tisanes, en fonction de ce que vous trouverez dans votre jardin ou chez votre revendeur. Vous connaissez déjà très bien certaines d'entre elles pour les utiliser quotidiennement dans votre alimentation, par exemple le citron ou le persil. Ce n'est pas parce qu'elles sont courantes qu'elles ne possèdent pas de propriétés bénéfiques ! Considérez-les d'un œil nouveau, car vous allez les employer autrement qu'à votre habitude. Nous parlons bien ici de tisanes : tisanes de persil, oui, oui ! Ou de toute autre herbe aromatique. Quant au citron, il est parfait en jus, tout juste pressé, avec beaucoup d'eau, très fraîche en été, très chaude en hiver. Santé !

CES PLANTES SONT...

A

Adoucissantes de la gorge, des bronches, des muqueuses digestives

Elles calment les inflammations.
- *Guimauve*
- *Mauve*

Allaitement (favorisent)

Elles favorisent la lactation.
- *Anis vert*
- *Cumin*
- *Fenouil*

Allaitement (stoppent)

Elles empêchent le lait de monter ou tarissent sa sécrétion.
- *Menthe*
- *Pervenche*

Anaphrodisiaques

Elles calment la libido.
- *Houblon*
- *Laitue*

Anesthésiantes

Elles empêchent de ressentir la douleur.
- *Clou de girofle*
- *Menthe poivrée*

Antidouleur

Elles atténuent ou stoppent la douleur.
- *Camomille*
- *Lavande*

Spécialement les maux de tête :
- *Fleurs d'oranger*
- *Grande camomille*
- *Serpolet*

Antiflatulences

Elles éliminent les gaz intestinaux.
- *Angélique*
- *Anis*
- *Badiane*
- *Carvi*
- *Coriandre*
- *Fenouil*
- *Mélisse*
- *Sauge*

Anti-inflammatoires

Elles luttent contre tous types d'inflammations. On les appelle aussi les plantes « résolutives ».
- *Cassis*
- *Chicorée*
- *Curcuma*
- *Frêne*
- *Guimauve*
- *Harpagophytum*
- *Houblon*
- *Hysope*
- *Mauve*
- *Reine-des-prés*
- *Saponaire*

Antiseptiques

Elles tuent les microbes et/ou empêchent leur développement.
- *Ail*
- *Airelle*
- *Basilic*
- *Eucalyptus*
- *Genévrier*
- *Lavande*
- *Menthe*
- *Sarriette*
- *Sauge*
- *Thym*

Antispasmodiques

Elles calment les spasmes douloureux responsables des maux de tête, de ventre, etc.
- *Ballotte*
- *Camomille*
- *Mélilot*
- *Mélisse*
- *Menthe*
- *Oranger*
- *Tilleul*

Antitoux

Elles calment la toux et apaisent les voies respiratoires (toux sèche).

- *Hysope*
- *Lierre*
- *Tussilage*
- *Violette*

Elles favorisent l'expectoration (toux grasse).

- *Eucalyptus*
- *Marrube blanc*

Antitranspiration

Elles réduisent la production de sueur.

- *Cyprès*
- *Sauge*

Apéritives

Elles stimulent l'appétit.

- *Chicorée*
- *Gentiane*
- *Houblon*

Aphrodisiaques

Elles stimulent la libido.

- *Cannelle*
- *Céleri*
- *Gingembre*
- *Ginseng*
- *Safran*

Astringentes

Elles diminuent les sécrétions de toutes sortes (exemples : diarrhées, nez qui coule, pertes blanches…).

- *Aigremoine*
- *Airelle*
- *Alchémille*
- *Benoîte*
- *Busserole*
- *Chêne*
- *Cyprès*
- *Fraisier des bois*
- *Framboisier*
- *Lierre*
- *Myrtille*
- *Noyer*
- *Ortie blanche*
- *Potentille*
- *Salicaire*
- *Thym*
- *Tormentille*
- *Verveine*

C

Cicatrisantes

Elles accélèrent la cicatrisation et aident à mieux supporter les chocs, coups, bleus, bosses. On peut les prendre sous forme de tisane après un accident, une chute, des blessures diverses.

- *Fenouil*
- *Hysope*
- *Lavande*
- *Pâquerette*
- *Romarin*
- *Sauge*
- *Serpolet*
- *Thym*

Circulatoires

Elles favorisent la circulation du sang.

- *Fragon*
- *Ginkgo biloba*
- *Hamamélis*
- *Marronnier d'Inde*
- *Mélilot*
- *Vigne rouge*

D

Détox

Elles sont dépuratives, et purifient notamment le sang.

- *Bardane*
- *Chicorée*
- *Fumeterre*
- *Pensée sauvage*
- *Pissenlit*
- *Salsepareille*

Digestives

Elles facilitent et accélèrent la digestion.

- *Angélique*
- *Anis*
- *Camomille*
- *Céleri*
- *Coriandre*
- *Cumin*
- *Fenouil*
- *Mélisse*
- *Menthe*
- *Origan*
- *Persil*
- *Romarin*
- *Safran*
- *Sauge*
- *Thé*

- *Thym*
- *Verveine*

Elles stimulent les sécrétions biliaires.

- *Artichaut*
- *Boldo*
- *Chicorée*
- *Pissenlit*
- *Romarin*

Diurétiques

Elles augmentent le débit urinaire.

- *Chiendent*
- *Maïs (stigmates)*
- *Queues de cerise*

E

Éliminent l'acide urique en excès

On les emploie en cas de goutte, de rhumatismes.

- *Cassis*
- *Frêne*
- *Genévrier*
- *Reine-des-prés*

Éliminent le sel en excès

On les emploie en cas de troubles cardiaques ou rénaux avec surcharge de chlorures.

- *Ache*
- *Asperge*
- *Bouleau*
- *Fenouil*
- *Oignon*

Emménagogues

Elles font venir les règles ou augmentent leur débit.

- *Absinthe*
- *Armoise*
- *Matricaire*
- *Persil*
- *Safran*
- *Sauge*
- *Souci*

F

Fébrifuges

Elles luttent contre la fièvre et préviennent son installation (ou son retour).

- *Alkékenge*
- *Camomille*
- *Petite centaurée*
- *Chardon bénit*
- *Frêne (écorce)*
- *Gentiane*
- *Quinquina*

Fortifiantes

Elles redonnent des forces, surtout en convalescence.

- *Amande*
- *Avoine*
- *Cannelle*
- *Éleuthérocoque*
- *Ginseng*
- *Thym*

Elles redonnent de l'énergie, surtout en cas de fatigue générale.

- *Angélique*
- *Cannelle*
- *Cassis*
- *Centaurée*
- *Chicorée*
- *Coriandre*
- *Gentiane*
- *Gingembre*
- *Menthe*
- *Muscade*
- *Piment*
- *Poivre*
- *Raifort*
- *Romarin*

H

Hémostatiques

Elles stoppent les hémorragies.

- *Bourse-à-pasteur*
- *Consoude*
- *Gui de chêne*
- *Lamier blanc*

Hépatiques

Elles soutiennent le foie.

- *Artichaut*
- *Aspérule odorante*
- *Centaurée (grande)*
- *Chardon-marie*

L

Laxatives

Elles luttent en douceur contre la constipation contrairement aux plantes purgatives, laxatives mais irritantes, dont nous ne parlerons pas ici.

- *Bourdaine*
- *Figue*
- *Frêne*
- *Guimauve*
- *Pruneau*
- *Rhubarbe*

P

Pectorales

Elles traitent toutes les maladies de l'appareil respiratoire, surtout des bronches et des poumons.

(Voir « Antitoux »)

R

Rafraîchissantes

Acidulées, elles apaisent la soif. À croquer (sauf hibiscus) ou à laisser infuser.

- *Airelle*
- *Alkékenge*
- *Citron*
- *Cranberry*
- *Ginseng*
- *Hibiscus*
- *Mûre*
- *Myrtille*
- *Orange*
- *Pamplemousse*

Réchauffantes ou réconfortantes

Elles redonnent des forces, de la chaleur, de l'entrain.

- *Basilic*
- *Cannelle*
- *Coriandre*
- *Fenouil*
- *Mélisse*
- *Menthe*
- *Sauge*

Respiratoires

Elles facilitent la respiration en cas d'infection (bronchite…).

- *Eucalyptus*
- *Pin*
- *Sapin*
- *Sauge*
- *Thym*

S

Somnifères

Elles aident à retrouver un sommeil profond.

- *Coquelicot*
- *Houblon*
- *Laitue*
- *Mélilot*
- *Passiflore*
- *Tilleul*
- *Valériane*

Stomachiques

Elles facilitent le travail de l'estomac.

- *Angélique*
- *Camomille*
- *Coriandre*
- *Fenouil*
- *Gentiane*
- *Houblon*
- *Menthe*
- *Oranger amer (écorce)*
- *Romarin*
- *Verveine*

Sudorifiques

Elles font transpirer.

- *Bardane*
- *Bourrache*
- *Buis*
- *Sureau*

V

Vermifuges

Elles tuent les parasites intestinaux les plus courants : ascaris, oxyures.

- *Absinthe*
- *Armoise*
- *Camomille*
- *Tanaisie*

Elles expulsent le ver solitaire (ténia)

- *Grenadier*
- *Pépins de courge*

RICHES EN...

Calcium

Pour une bonne assimilation du calcium, l'aliment ne doit pas renfermer trop de phosphore, antagoniste du calcium. De ce point de vue, les plantes (ou les légumes feuilles) sont meilleures pourvoyeuses que les fruits, par exemple.

- *Alfalfa*
- *Berce*
- *Chénopode blanc*
- *Menthe*
- *Ortie*
- *Pissenlit*
- *Plantain*
- *Prêle*
- *Tussilage*

Fer

Le minéral antianémie par excellence.

- *Cresson*
- *Épine-vinette*
- *Menthe*
- *Ortie*
- *Persil*
- *Prêle*

Magnésium

Le minéral polyvalent dont nous avons tous grand besoin : antistress, antikilos, antispasmophilie, bon pour les nerfs, le cœur, l'immunité…

- *Bardane*
- *Berce*
- *Bistorte*
- *Chénopode blanc*
- *Mauve*
- *Ortie*
- *Persil*
- *Pissenlit*
- *Tussilage*

Provitamine A (caroténoïdes)

L'organisme la transforme en vitamine A.

- *Chénopode blanc*
- *Ciboulette*
- *Menthe*

- *Ortie*
- *Persil*
- *Pissenlit*
- *Violette*

Vitamine C

Elles apportent un complément non négligeable de vitamine C.

- *Berce*
- *Cassis*
- *Citron*
- *Cresson*
- *Cynorrhodon*
- *Épilobe*
- *Mauve*
- *Ortie*
- *Raifort*

Mon conseil en +

Vous retrouverez régulièrement cette rubrique « Mon conseil en + » au fil des pages. Dans le chapitre 4 «À chaque problème sa tisane aromatique» (p. 137), il s'agit le plus souvent de conseils d'utilisation externe d'huile essentielle, à mon avis indispensable pour obtenir les meilleurs résultats dans cette situation précise. Par exemple, en cas de couperose, les tisanes sont fort utiles pour renforcer, en interne, les petits vaisseaux sanguins. Mais appliquer également sur la peau une huile essentielle adaptée ne peut que compléter fort efficacement leurs actions. Ce sont des conseils que je délivre chaque jour au comptoir de l'officine.

Qualité des plantes

La qualité des produits que vous achetez est absolument primordiale. Sans elle, n'espérez aucun résultat thérapeutique. De même, combien de fois ai-je entendu : «J'ai déjà pris des gélules de ceci ou de cela mais, sur moi, les plantes, ça ne marche pas. » D'abord, les gélules ne sont pas des tisanes, ensuite, quelles gélules, à base de poudre ou d'extraits secs standardisés, à quel dosage, pour quoi, de quelle marque, etc. ? Ne confondons pas tout. Autre refrain connu : « C'est pas parce que tu prendras une tisane de fleur d'oranger que tu vas dormir. » Ah bon ? Pourquoi ? Un seul café est bien capable de vous empêcher de dormir, pourquoi une autre plante (le café est une plante, rappelons-le) ne ferait pas l'inverse ? Mais là encore, tout est affaire de qualité, de quantité de plante dans la tasse, etc. Et certes, si vous êtes noyé sous les soucis, une tasse de tisane ne les résoudra pas à votre place (aucun autre médicament non plus d'ailleurs).

Mon conseil en +

Méfiez-vous des tisanes de piètre qualité, pourtant parfois proposées dans un magnifique emballage et coûtant très cher. De même que celles « 1er prix », pas vraiment de « 1re qualité ». Fournissez-vous chez des professionnels dont c'est le métier, ou achetez des marques reconnues et sérieuses. Elles sont garantes de l'efficacité. Rien de comparable entre une tisane très aromatique, gustativement complexe, et une tasse sentant « le foin », sans saveur ni bienfaits.

Sachet de tisane

Que penser des sachets de menthe ou de verveine/menthe, par exemple, vendus dans les boîtes de tisanes en grande surface ? Tout dépend des marques. On trouve vraiment de tout, le pire

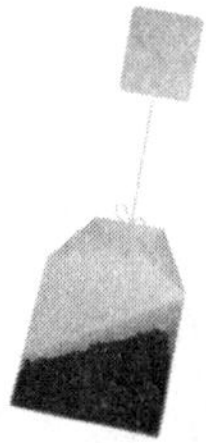

comme le meilleur. Le principe du « sachet » n'est pas remis en cause, à condition que les plantes aient la place de s'y « étendre » une fois gonflées d'eau. Un avantage indéniable : il est possible d'emporter avec soi un sachet hermétiquement fermé dans une petite poche en papier, qui gardera donc tout son arôme jusqu'au moment de la consommation. Optez de préférence pour des tisanes bio. Calculez qu'un sachet = environ 2 g de plante, soit suffisamment pour une petite tasse, mais si vous buvez un mug, prévoyez deux sachets.

Mon conseil en +

Méfiez-vous de la qualité médiocre de nombreux produits : une boîte de 25 sachets à 1 € ne peut pas proposer des plantes efficaces, c'est impossible.

Substances actives dans les plantes

Les plantes renferment une multitude de composés actifs. Contrairement aux médicaments classiques, où généralement une molécule précise est l'unique actif (fortement dosé), dans les plantes, divers actifs cohabitent pour une efficacité à la fois renforcée (synergie) et « adoucie » (certains actifs en tempèrent d'autres, atténuant ainsi le risque d'effets secondaires). Parmi les molécules les plus utiles :

Abécédaire des molécules constitutives des plantes et responsables d'activités thérapeutiques

MOLÉCULES	PROPRIÉTÉS	EXEMPLES DE PLANTES
AGPI : acides gras polyinsaturés	Nourrissants de toutes nos cellules	Onagre, bourrache
Acides aminés essentiels	Constituants des protéines	Haricots, prêle, guimauve
Acides phénols	Antioxydants	Romarin, sauge, sarriette, mélisse
Acide linoléique, acide oléique	Protection cardio-vasculaire	Olivier
Acide salicylique	Précurseur de l'aspirine	Saule, reine-des-prés
Acide valérianique	Effet hypnogène	Valériane
Alcaloïdes	Composés azotés complexes aux effets physiologiques puissants : analgésiques, hypnotiques, antipaludéens, anticancéreux. Chacun a son action majeure et est plus ou moins toxique	Colchique, opium, maté, thé, belladone
Coumarines	Anticoagulantes	Mélilot

→

MOLÉCULES	PROPRIÉTÉS	EXEMPLES DE PLANTES
Dérivés anthracéniques	Laxatifs	Séné, aloès, bourdaine, casse
Ginkgolides + flavonoïdes	Microcirculation cérébrale	Ginkgo biloba
Glucosides	Diverses propriétés	Ginseng, capucine, moutarde, digitale, muguet, saule, reine-des-prés, busserole, bruyère
Hormones végétales	Œstrogènes	Houblon, sauge, avoine
Molécules soufrées	Draineurs hépatiques, cholagogues, cholérétiques, et draineurs urinaires (calculs), détoxiquants et antibactériens	Radis noir, choux
Mucilages	Régulateurs du transit Inflammations des muqueuses respiratoires et digestives	Psyllium, ispaghul, lin Guimauve, réglisse
Oxydes 1-8 cinéole	Anti-infectieux bronchopulmonaires, mucolytiques, expectorants	Eucalyptus

→

MOLÉCULES	PROPRIÉTÉS	EXEMPLES DE PLANTES
Polyphénols + flavonoïdes	Antioxydants	Thé, oignon, ail
Polysaccharides	Diurétiques Transit intestinal	Pissenlit Chicorée (racine)
Principes amers	Stimulent l'appétit, augmentent la sécrétion des sucs digestifs	Gentiane
Proanthocyanidols	Activité antioxydante, prévention cardio-vasculaire et fortifiante sur les vaisseaux et veines	Vigne rouge
Saponosides	Expectorants Diurétiques, antiœdème Détoxiquants hépatiques	Réglisse, salsepareille Bouleau Artichaut, chicorée
Tanins, quinones	Astringents, saignements, hémorroïdes, hémorragies Antidiarrhéique Dépuratifs, apéritifs, fébrifuges	Vigne rouge, cassis Noyer, salicaire Quinquina
Terpènes	Microbicides, antiseptiques atmosphériques, cortisone-like	Pins, genévrier, agrumes

Temps d'infusion

Les plantes sont constituées de cellules renfermant des principes actifs. Problème : chaque cellule est entourée d'une enveloppe de cellulose, des fibres dures qui empêchent l'assimilation directe des principes actifs par l'organisme. Il faut donc les en extraire. Les feuilles et les fleurs, toutes tendres, délivrent facilement et rapidement leurs molécules : un temps d'infusion court et une température relativement peu élevée suffisent. Certaines plantes plus « dures », par exemple la cannelle ou le gingembre, nécessitent un temps d'infusion plus long, et surtout une phase de décoction : ils doivent bouillir plusieurs minutes pour « lâcher » leurs principes actifs.

Mon conseil en +

Respectez les temps d'infusion de nos tisanes. Pas assez longtemps : vous ne profiterez pas pleinement des bienfaits des plantes. Trop longtemps : la tisane pourra être éventuellement trop amère.

Thermos

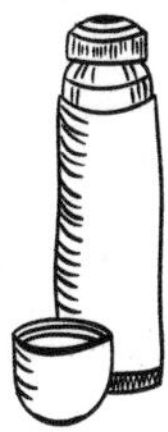

Un bon investissement pour profiter toute la journée de tisanes fraîches en été, bien chaudes en hiver. Indispensable pour ceux et celles qui suivent une cure (minceur ou détox par exemple) et travaillent hors domicile. En revanche, il est possible que, au fil des heures, la teneur en certains principes actifs diminue, bien que cela dépende des plantes et des principes actifs recherchés. Par exemple, les antioxydants du thé vert ne durent pas éternellement. Les études montrent qu'ils ont une demi-vie d'environ ½ heure, autrement dit, ½ heure après avoir servi le thé, la moitié de ses antioxydants ont déjà disparu. Après 1 heure, il ne reste plus que 50 % de ces 50 %, soit 25 % du départ, etc. Au bout de 1 heure 30, encore 50 % d'envolés sur les 25 % : il reste 12,5 %, etc.

Mon conseil en +

Si vous le pouvez, préparez votre thé ou tisane au moment de chaque prise. La Thermos, c'est seulement lorsque vous partez pour la journée et n'avez pas la possibilité de préparer une tisane au bureau. Vous pouvez aussi le remplir simplement d'eau bouillante, et faire infuser votre tisane juste avant de la boire.

LES PLANTES DU BIEN-ÊTRE ET DE LA SANTÉ DANS NOS TISANES

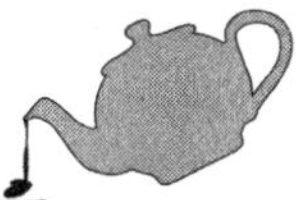

Nous avons listé dans ce chapitre les propriétés principales de chaque plante, ainsi que leurs actifs majeurs et le mode d'emploi pour utiliser cette plante seule si vous le désirez.

Les propriétés de chaque plante sont classées par ordre décroissant d'intérêt. Par exemple, le gingembre est spécialement aphrodisiaque et anti-mal des transports, l'aigremoine spécialement antidiabète.

Dans de rares cas, les plantes figurant dans ce livre ne se prêtent pas précisément à la forme tisane (à boire), mais se présentent sous forme d'EPS (voir p. 23) ou de gélules. Nous avons jugé bon de vous les présenter en raison de leurs bons et loyaux services, et du fait qu'elles possèdent une activité unique et spécifique.

A

Aigremoine (eupatoire) : antidiabète

(plante coupée)

Elle est intéressante pour : tanins, huile essentielle

Ses propriétés :

✓antidiabète

✓astringente (antidiarrhéique)

✓antiangine, antipharyngite, traite l'enrouement, renforce les cordes vocales

Si vous souhaitez l'utiliser seule :

- *Tisane à boire :* 2 cuillères à café par tasse d'eau bouillante, infusion 10 minutes. Filtrer. Sucrer au miel. Boire 2 à 3 tasses par jour.
- *Préparation à gargarismes :* 2 cuillères à café par tasse d'eau bouillante, décoction 5 minutes. Filtrer. Laisser tiédir. Faire 4 à 5 gargarismes par jour.

Alchémille : antigonflette

(tige fleurie)

Elle est intéressante pour : tanins galliques, acide ellagique

Ses propriétés :

✓action hormonale « progesterone-like » (= comme notre progestérone naturelle) : anti-rétention d'eau, « dégonflante »

✓antidiarrhéique

✓astringente

Si vous souhaitez l'utiliser seule : 2 cuillères à café par tasse d'eau bouillante, infusion 10 minutes.

Filtrer. Sucrer si souhaité. Boire 3 tasses par jour jusqu'à disparition des symptômes.

Angélique : bonne pour la digestion *(racine)*

Elle est intéressante pour : huile essentielle, coumarines

Ses propriétés :

✓ stimulante digestive, carminative (antiballonnements)
✓ antispasmodique
✓ sédative nerveuse
✓ antitrac
✓ aide au sevrage tabagique (détoxification)
✓ tonique générale

Si vous souhaitez l'utiliser seule : 1 cuillère à dessert par tasse d'eau froide, porter à ébullition, décoction 3 à 4 minutes, couper le feu puis infusion 10 minutes. Filtrer. Sucrer au miel. Boire 2 tasses par jour.

Anis vert : estomac en paix *(semences)*

Il est intéressant pour : huile essentielle

Ses propriétés :

✓ antispasmodique, calme les estomacs douloureux
✓ apéritif, digestif, carminatif
✓ antiaérophagie, expulse les gaz intestinaux
✓ anti-toux grasse
✓ galactogène : stimule la sécrétion de lait chez la jeune maman et facilite l'allaitement. En plus, calme les coliques du bébé

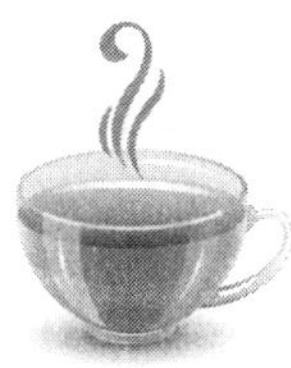

Si vous souhaitez l'utiliser seul : 1 cuillère à café par tasse d'eau bouillante, infusion 10 minutes. Filtrer. Boire 1 à 3 tasses par jour.

Armoise commune : *antispasmodique* *(feuilles)*

Elle est intéressante pour : huile essentielle, vitamines A, B et C

Ses propriétés :

✓ antispasmodique
✓ provoque l'arrivée des règles et aide à régulariser le cycle si règles irrégulières, insuffisantes, douloureuses
✓ traite les troubles des règles liés à la préménopause et à l'installation de la ménopause
✓ vermifuge : élimine les parasites intestinaux (ascaris, oxyures)

Si vous souhaitez l'utiliser seule : 1 cuillère à soupe par tasse d'eau bouillante, infusion 10 minutes. Filtrer. Sucrer au miel (elle est amère). Boire 2 tasses par jour pendant les 10 jours qui précèdent les règles.

Asperge : diurétique *(racine)*

Elle est intéressante pour : asparagine (odeur typique dans les urines), saponines, tanins, rutoside

Ses propriétés :

✓ diurétique : anti-rétention d'eau/de sel
✓ complémentaire des traitements contre l'obésité
✓ dépurative, cholagogue
✓ légèrement laxative

Si vous souhaitez l'utiliser seule : 2 cuillères à café par tasse d'eau froide, porter à ébullition, décoction 2 minutes, couper le feu puis infusion 10 minutes. Filtrer. Boire 2 tasses par jour.

Aspérule odorante : régulatrice nerveuse

(plante coupée)

Elle est intéressante pour : glucosides (coumarine / odeur type d'Amsterdamer tabac à pipe), huile essentielle, vitamine C

Ses propriétés :

- ✓ antispasmodique
- ✓ régulatrice du système nerveux neurovégétatif (celui qu'on ne peut contrôler consciemment), qui règle entre autres la digestion, le métabolisme, la transpiration, la température, la respiration, la reproduction…
- ✓ antistress, hypnotique, tranquillisante
- ✓ recommandée contre la nervosité des enfants en particulier

Si vous souhaitez l'utiliser seule : 1 cuillère à soupe par tasse d'eau bouillante (pour les enfants, 1 cuillère à café), infusion 10 minutes. Filtrer. Sucrer au miel. Boire 1 à 2 tasses par jour.

Aubépine : antispasmophilie

(sommités fleuries)

Elle est intéressante pour : crataegine, oxyacanthine, quercétine

Ses propriétés :

- ✓ antispasmodique, calmante, antispasmophilie

✓ tonifiante cardiaque, régulatrice de la tension artérielle et du rythme cardiaque, sédative du système cardio-vasculaire
✓ sédative nerveuse : lutte contre nervosité, stress, anxiété, angoisse, troubles du sommeil, agitation chez l'enfant
✓ lutte contre les bouffées de chaleur à la ménopause

Si vous souhaitez l'utiliser seule : 2 cuillères à café par tasse d'eau bouillante, infusion 10 minutes. Filtrer. Boire 2 tasses par jour.

Aubier de tilleul sauvage du Roussillon : anticalculs

(2e écorce : aubier rouge)

Il est intéressant pour : mucilage, vanilline, principe amer

Ses propriétés :
✓ draineur naturel : anti-calculs urinaires, vésiculaires, coliques néphrétiques, hépatiques
✓ lutte contre les symptômes de l'hépatite
✓ hypotenseur
✓ antispasmodique

Si vous souhaitez l'utiliser seul : 3 ou 4 bâtonnets dans 1 litre d'eau froide, porter à ébullition puis feu doux pendant 20 minutes, jusqu'à réduction du volume à ¾ de litre environ. Ôter les bâtonnets. Boire dans la journée.

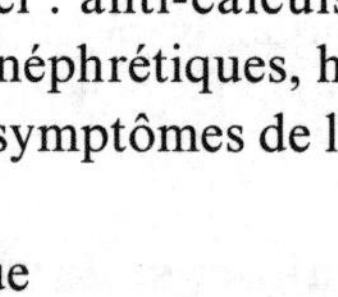

B

Bardane : super-antiacné *(racines)*

Elle est intéressante pour : antibiotique végétal (comparable à la pénicilline), vitamine B2

Ses propriétés :

✓ dépurative : incontournable dans les allergies, les eczémas, le psoriasis
✓ anti-infectieuse pour la peau : indispensable en cas de présence de streptocoque, de staphylocoque doré (acné, furoncles…)
✓ stimule la reconstruction du revêtement cutané (après la varicelle, par exemple)
✓ hypoglycémiante, antidiabète

Si vous souhaitez l'utiliser seule : 3 cuillères à soupe dans 1 litre d'eau froide, porter à ébullition, décoction 10 minutes. Filtrer. Boire 3 tasses par jour.

Berce : so sex ! *(plante coupée)*

Elle est intéressante pour : glucides, vitamine C, huile essentielle

Ses propriétés :

✓ tonique sexuelle, aphrodisiaque
✓ tonique générale, surtout en cas de grande fatigue due à des excès répétés ou un surmenage

Si vous souhaitez l'utiliser seule : 2 cuillères à soupe par tasse d'eau bouillante, infusion 10 minutes. Filtrer. Sucrer au miel. Boire 1 tasse à 16 heures et 1 tasse à 20 heures.

Attention : un contact physique avec cette plante et une exposition au soleil peuvent être à l'origine de brûlures cutanées.

Boldo : anti-calculs biliaires *(feuilles)*

Il est intéressant pour : boldine, boldoglucine, huile essentielle

Ses propriétés :

✓ cholérétique : il favorise la sécrétion de la bile
✓ cholagogue : il favorise la vidange de la vésicule biliaire vers l'intestin
✓ traite l'insuffisance hépatique, la lithiase (calculs biliaires), les dyspepsies (remontées acides)
✓ anticonstipation liée à l'insuffisance hépatobiliaire

Si vous souhaitez l'utiliser seul : 2 cuillères à café par litre d'eau bouillante, infusion 10 minutes. Filtrer. Boire 1 tasse avant les repas.

Attention : ne pas en abuser – 2 tasses par jour en cures de 10 jours.

Bouillon-blanc : confort respiratoire *(feuilles et fleurs)*

Il est intéressant pour : mucilages, sels minéraux, saponosides

Ses propriétés :

✓ antispasmodique
✓ émollient, adoucissant de la gorge
✓ anti-inflammatoire des muqueuses et des viscères
✓ améliore la respiration
✓ fait transpirer
✓ facilite l'expectoration, la toux (si nécessaire) et apaise cette dernière

✓ incontournable contre les maladies pulmonaires, l'asthme, la bronchite

Si vous souhaitez l'utiliser seul : 1 cuillère à soupe par tasse d'eau bouillante, infusion 5 minutes. Filtrer soigneusement sur gaze stérile (présence de poils). Boire 2 à 3 tasses par jour.

Bruyère : antiseptique des voies urinaires *(fleurs)*

Elle est intéressante pour : arbutoside (comme la busserole), carotène

Ses propriétés :

✓ diurétique

✓ antiseptique et sédative des voies urinaires, anticolibacilles, néphrite, cystite.

✓ élimine les acides urique et oxalique, responsables des calculs, de la goutte, des rhumatismes

Si vous souhaitez l'utiliser seule : 1 cuillère à café par tasse d'eau bouillante, infusion 10 minutes. Filtrer. Sucrer au miel. Boire 3 à 4 tasses par jour.

Busserole : contre tous les problèmes urinaires *(feuilles)*

Elle est intéressante pour : arbutoside (comme la bruyère), tanins

Ses propriétés :

✓ diurétique

✓ puissant antiseptique des voies urinaires : indispensable contre le colibacille, la prostatite (inflammation de la prostate), l'HBP (hypertrophie bénigne de la prostate, chez les messieurs d'un certain âge), cystite, colibacillose rénale

Si vous souhaitez l'utiliser seule : 1 cuillère à soupe par tasse d'eau froide, porter à ébullition, décoction 3 à 4 minutes, couper le feu puis infusion 10 minutes. Filtrer. Boire 3 tasses par jour entre les repas.

C

Camomille (romaine et matricaire) : stop-douleurs

(fleurs)

Elles sont intéressantes pour : huile essentielle, azulène, protéines, acides gras, inositol, choline

Leurs propriétés :

✓ antidouleurs, antispasmodiques
✓ sédatives
✓ apaisent les migraines, les névralgies, les poussées dentaires douloureuses
✓ légèrement hypnotiques, donc anti-insomnie
✓ détoxifient le foie : utiles les lendemains de fête
✓ calment les coliques, les ballonnements, facilitent les digestions difficiles
✓ recommandées en cas de maladie de Crohn (apaisantes de l'inflammation)
✓ antifièvre
✓ antigrippe
✓ *en externe :* apaisent les douleurs et irritations liées à la conjonctivite (inflammation de l'œil), aux démangeaisons (prurit violent), à l'eczéma

Si vous souhaitez les utiliser seules :

- *Contre les troubles digestifs,* 1 cuillère à café de têtes de camomille par tasse d'eau bouillante, infusion 10 minutes. Filtrer. Boire 1 tasse avant le repas.
- *Contre les migraines et névralgies,* 1 cuillère à soupe de têtes de camomille par tasse d'eau bouillante, infusion 10 minutes. Filtrer en exprimant bien (les fleurs retiennent l'eau, les écraser pour les vider). Boire 2 à 3 tasses par jour en ajoutant dans chaque tasse quelques gouttes de jus de citron. *(Mais nous vous recommandons plus spécialement la grande camomille – voir Partenelle, p. 90).*
- *Contre l'inflammation des paupières, le prurit, l'eczéma,* 1 cuillère à soupe de têtes de camomille par litre d'eau froide, porter à ébullition, décoction 3 minutes, couper le feu puis infusion 10 minutes. Filtrer. Laisser refroidir. Faire des bains d'yeux 2 à 3 fois par jour ou imbiber des compresses à appliquer sur la peau.

Canneberge (cranberry) : non aux cystites récidivantes ! (baies) / sous forme d'EPS

Elle est intéressante pour : acides organiques, flavonoïdes, polyphénols, fructose/glucose

Ses propriétés :

✓ empêche la fixation des microbes (colibacilles) sur les voies urinaires

✓ prévient les cystites récidivantes

Si vous souhaitez l'utiliser seule :

- *Prévention,* 1 cuillère à café dans un verre d'eau chaque jour, pendant 20 jours, à renouveler.

- *Si infection,* 2 cuillères à soupe dans 1 litre d'eau, à boire dans la journée, pendant 5 jours.

Mon conseil en +

Attention aux jus de cranberry disponibles dans le commerce : sauf exception, ils sont agréables au goût mais très, très sucrés ! Ce qui n'est pas le cas de l'EPS bien entendu. Ne confondez pas « jus agréable et consommation plaisir » avec « plante à visée thérapeutique ».

Cannelle de Ceylan : stop gastro-entérite

(écorce)

Elle est intéressante pour : mucilages, tanins, sucres particuliers, huile essentielle

Ses propriétés :

✓ antibactérienne intestinale
✓ favorise la respiration, la circulation, la digestion, la libido
✓ stimulante générale
✓ antifatigue post-grippale
✓ augmente l'appétit chez ceux qui l'ont perdu (mais calme l'appétit chez les boulimiques, en huile essentielle en particulier)
✓ aide à se réchauffer (coup de froid, rhume…)
✓ améliore le goût d'autres tisanes moins agréables

Si vous souhaitez l'utiliser seule : 1 cuillère à café par tasse d'eau froide, porter à ébullition, décoction 3 minutes, couper le feu puis infusion 10 minutes. Filtrer. Sucrer au miel. Boire 1 à 2 tasses par jour.

Cassis : dopage naturel *(feuilles et baies)*

Il est intéressant pour : huile essentielle, tanins, vitamine C

Ses propriétés :

✓ tonique général
✓ augmente la résistance aux microbes, aide à prévenir les infections, spécialement le rhume ou les complications des maladies de l'hiver (type sinusite)
✓ diurétique, élimine l'acide urique et les purines
✓ antirhumatismal
✓ apaise la goutte, l'arthrose
✓ aide à lutter contre l'ostéoporose
✓ effet « cortisone-like » (« comme notre cortisone naturellement fabriquée par le corps »), donc utile en cas d'allergie respiratoire, cutanée, de rhume des foins, d'asthme, d'inflammation…

Si vous souhaitez l'utiliser seul : 2 cuillères à soupe par litre d'eau bouillante, infusion 10 minutes. Filtrer. Boire 3 tasses par jour en cures de 2 mois, 2 fois par an.

Chardon-marie : l'amie du foie *(plante coupée)*

Il est intéressant pour : flavonoïde = silymarine

Ses propriétés :

✓ tonique digestif, dyspepsies
✓ cholagogue (bon pour la vésicule biliaire)
✓ anti-insuffisance hépatique, lithiase biliaire, hépatites, cirrhose, foie intoxiqué
✓ antiallergies : contre l'asthme, le rhume des foins, les migraines allergiques, l'urticaire

Si vous souhaitez l'utiliser seul : 1 cuillère à dessert par tasse d'eau bouillante, infusion 10 minutes. Filtrer. Boire 3 tasses par jour avant les repas.

Chicorée : la plante prébiotique *(racine)*

Elle est intéressante pour : inuline (oligofructose), intybine (amertume), diastases, aminases, minéraux

Ses propriétés :

✓ cholagogue (bonne pour la vésicule biliaire)
✓ antiseptique intestinale
✓ effet prébiotique (= stimule ou nourrit la flore intestinale)
✓ anticonstipation
✓ antidiabète, aide à contrôler le taux de sucre sanguin, calme la soif du diabétique, élimine les sucres en excès par voie urinaire

Si vous souhaitez l'utiliser seule : 1 cuillère à café par tasse d'eau froide, porter à ébullition, décoction 3 minutes, couper le feu puis infusion 10 minutes. Filtrer. Boire 1 tasse par jour à jeun sans sucre ni lait !

Chiendent : diurétique aide-minceur *(racine)*

Il est intéressant pour : triticine, inositol, huile essentielle antibiotique

Ses propriétés :

✓ diurétique, par conséquent bon aide-minceur en cas de « gonflette »
✓ élimine les microbes, d'une part en les tuant, d'autre part en les évacuant

Si vous souhaitez l'utiliser seul : 1 cuillère à dessert par tasse d'eau froide, porter à ébullition, décoction 3 minutes, couper le feu puis infusion 10 minutes. Filtrer. Boire 2 à 3 tasses par jour.

Chrysanthellum americanum : foie et circulation

(plante) sous forme d'EPS

Il est intéressant pour : flavonoïdes, saponosides

Ses propriétés :

✓ action bienfaitrice sur la circulation : antiartérite des membres inférieurs (jambes) et favorise la microcirculation au niveau des extrémités (doigts, orteils…)
✓ protecteur et régénérateur du foie, lutte contre les maladies hépatiques liées à l'alcoolisme, les hépatites virales, les coliques hépatiques
✓ fait baisser le cholestérol
✓ antithrombotique (= anti-caillots sanguins)
✓ traite les maladies tropicales, l'amibiase, le paludisme

Si vous souhaitez l'utiliser seul : 1 cuillère à café dans un verre d'eau, 2 fois par jour, 10 jours par mois, pendant 3 mois.

Citron : super-détox

(fruit, jus, pulpe, écorce)

Il est intéressant pour : vitamine C, flavonoïdes, antioxydants

Ses propriétés :

✓ antiseptique, bactéricide (il détruit les microbes les plus dangereux, jusqu'à ceux du choléra, de la diphtérie ou de la typhoïde)

✓ tonique
✓ anti-cirrhose du foie, antihypercholestérolémie
✓ expulse les gaz intestinaux
✓ prévient les cancers et les maladies cardio-vasculaires

Si vous souhaitez l'utiliser seul : le jus de ½ citron dans 1 verre d'eau chaude.

ATTENTION

- Si vous consommez le zeste, riche en fibres, huile essentielle et composés bénéfiques divers, veillez à acheter impérativement des citrons bio, ou au minimum « non traités au diphényle / non traités après récolte ».

Coriandre : paix du ventre *(semences et feuilles)*

Elle est intéressante pour : acides gras, huile essentielle, antioxydants, vitamine K

Ses propriétés :
✓ utile dans toutes les maladies gastro-intestinales
✓ expulse les gaz intestinaux
✓ aromatique (bonne en tisane, aide à parfumer la cuisine en remplacement du sel et du gras)
✓ stimulante, antifatigue
✓ régulatrice du cholestérol et de la glycémie

Si vous souhaitez l'utiliser seule : 1 cuillère à café par tasse d'eau bouillante, infusion 15 minutes. Filtrer. Boire 1 tasse après les repas.

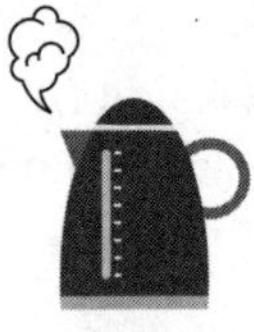

Cyprès : antiherpès *(fruits) / sous forme d'EPS*

Il est intéressant pour : huile essentielle, tanins

Ses propriétés :

✓ antiviral utile dans tous les épisodes viraux : herpès, zona, varicelle, otite, hépatite virale…
✓ lutte contre le « pipi au lit » (énurésie)
✓ favorise la circulation veineuse (de « retour »)
✓ anticouperose
✓ aide aux traitements antiaddictions

Si vous souhaitez l'utiliser seul : 1 cuillère à café par verre d'eau, 4 fois par jour, 5 à 10 jours.

E

Échinacée : SOS immunité *(racine) / sous forme d'EPS*

Elle est intéressante pour : phénols, lipides, sucres, flavonoïdes, échinacoside (antibiotique, antiviral et stimulant des défenses immunitaires)

Ses propriétés :

✓ stimule l'immunité, antibactérienne
✓ prévient et traite rhume, grippe, otite et tout épisode viral ORL (maladies de l'hiver)
✓ prévient et traite l'herpès récidivant en association avec l'EPS de cyprès
✓ lutte contre la sinusite chronique

Si vous souhaitez l'utiliser seule :

- *Prévention,* 1 cuillère à café par verre d'eau, 1 fois par jour, 10 jours par mois.
- *Traitement,* 1 cuillère à café par verre d'eau, 4 fois par jour, pendant 7 à 10 jours.

Estragon : anti-spasmes digestifs *(feuilles)*

Il est intéressant pour : huile essentielle (estragole)

Ses propriétés :

✓ antispasmodique
✓ stoppe le hoquet
✓ apaise les troubles digestifs (ballonnements, remontées acides, douleurs gastriques)
✓ calme les douleurs de règles et les rhumatismes

Si vous souhaitez l'utiliser seul : 1 cuillère à café par tasse d'eau bouillante, infusion 5 minutes. Filtrer. Boire 1 tasse après les repas, 2 à 3 fois par jour.

Eucalyptus : antiseptique respiratoire *(feuilles)*

Il est intéressant pour : huile essentielle (eucalyptol, cinéol, camphène, pinène)

Ses propriétés :

✓ bactéricide, antiseptique des voies respiratoires
✓ calme la toux, fluidifie les expectorations, balsamique (adoucit les voies respiratoires irritées)
✓ antibronchite, antitoux, antisinusite
✓ utile pour prévenir et apaiser les crises d'asthme
✓ hypoglycémiante
✓ s'utilise aussi par *voie externe,* en diffusion (plantes dans eau bouillante), inhalation ou fumigation
✓ purification de l'air

Si vous souhaitez l'utiliser seul :

- *En interne,* 3 cuillères à soupe par litre d'eau bouillante, infusion 15 minutes. Filtrer. Sucrer au miel. Boire 3 à 4 tasses par jour.

- *En diffusion,* 3 cuillères à soupe par litre d'eau bouillante. Laisser longtemps frémir à feu doux, sans couvercle sur la casserole.

F

Fenouil : *ouvre l'appétit* (semences et racines)

Il est intéressant pour : huile essentielle (anéthol), minéraux, vitamines, antioxydants

Semences

Ses propriétés :

✓ apéritives (qui ouvrent l'appétit)
✓ digestives, anti-coliques venteuses et dyspepsies
✓ antibronchite (émollientes), utiles en cas de toux grasse

Racines

Ses propriétés :

✓ apéritives

Si vous souhaitez l'utiliser seul : 1 cuillère à café par tasse d'eau bouillante, infusion 10 minutes. Filtrer. Boire 1 tasse après les repas.

Fenugrec : *antifatigue* (semences)

Il est intéressant pour : minéraux, huile essentielle, mucilages

Ses propriétés :

✓ tonique général, antifatigue
✓ aide à prendre du poids (si maigreur excessive)

✓ stimule l'appétit, la fonction nutritive, en cas de dénutrition et de maigreur excessive (maladive)
✓ antianémie (favorise la fabrication des globules rouges)
✓ anticholestérol
✓ hypoglycémiant, régulateur des triglycérides

Si vous souhaitez l'utiliser seul : 1 cuillère à café par tasse d'eau bouillante, infusion 10 minutes. Filtrer. Boire 1 tasse avant les repas.

Fucus vesiculosus : brûle-graisses

(thalle) / sous forme d'extrait fluide et de gélules

Il est intéressant pour : iode, mucilages, vitamines, minéraux, oligo-éléments, acides aminés

Ses propriétés :

✓ antihypothyroïdie
✓ freine l'appétit, « brûle » les graisses
✓ aide à perdre du poids (propriétés amincissantes)
✓ reconstituant + reminéralisant = antifatigue

Si vous souhaitez l'utiliser seul : 60 gouttes par verre d'eau, 3 fois par jour (extrait fluide) ou 2 gélules à 400 mg de poudre, 3 fois par jour. Dans un cas comme dans l'autre, à prendre ½ heure avant les repas.

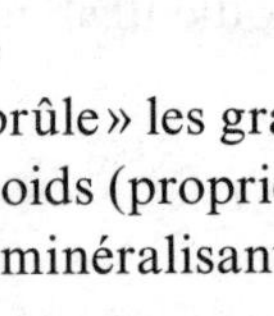

Fumeterre : après des repas d'ogre

(parties aériennes)

Elle est intéressante pour : tanins, sucres, fumarine, alcaloïdes, acides fumarique, citrique, malique

Ses propriétés :

✓ la plante de ce qu'on appelait auparavant « la pléthore » : pour les « trop » bons vivants, autrement dit les personnes ayant une alimentation riche, alcoolisée, avec troubles digestifs, embonpoint, etc.
✓ régule la sécrétion biliaire selon les besoins
✓ lutte contre les calculs biliaires et les migraines digestives (hépatiques)

Si vous souhaitez l'utiliser seule : 3 cuillères à soupe par litre d'eau bouillante, infusion 10 minutes. Filtrer. Boire dans les 24 heures.

G

Gentiane : tonique

(racine)

Elle est intéressante pour : gentionine, gentisine, glucosides, xanthones

Ses propriétés :

✓ tonique générale, stimulante
✓ antiasthénie (fatigue profonde)
✓ tonique nerveuse, antidépression
✓ accompagne la convalescence
✓ apéritive, digestive, antianorexie (ouvre/redonne de l'appétit)
✓ vermifuge : anti-parasites intestinaux (« vers »)
✓ fait baisser la fièvre (fébrifuge)

Si vous souhaitez l'utiliser seule :

- 2 cuillères à dessert par demi-litre d'eau bouillante, décoction 10 minutes puis macération 4 heures hors du feu. Filtrer. Boire 1 verre avant les 2 principaux repas.
- Réservé aux adultes, 40 g de racines par litre de vin blanc, macération 10 jours. Filtrer. Sucrer au miel. Boire 1 verre à porto avant les 2 repas principaux.

Géranium Robert (sauvage) : antidiabète

(plante)

Il est intéressant pour : huile essentielle, vitamine C, géraniline (principe amer)

Ses propriétés :

✓ antidiabète
✓ diurétique (complément minceur utile en cas de rétention d'eau)
✓ hémostatique (hémorragies utérines)
✓ astringent (diarrhées, angines)

Si vous souhaitez l'utiliser seul : 1 cuillère à soupe par tasse d'eau bouillante, infusion 10 minutes. Filtrer. Boire 2 tasses par jour, au moment des repas.

Gingembre : super-puissant, super-polyvalent

(racine)

Il est intéressant pour : gingérols, antioxydants

Ses propriétés :

✓ aphrodisiaque, augmente la libido et la qualité du sperme
✓ prévient et stoppe le mal des transports

✓ anti-gaz digestifs, ballonnements
✓ cholagogue et cholérétique (facilite le travail de la vésicule biliaire, donc la digestion)
✓ apéritif (ouvre l'appétit), digestif
✓ antivomissements
✓ régulateur du métabolisme des sucres et des graisses
✓ lutte très efficacement contre les nausées de la femme enceinte
✓ anti-« coup de froid »
✓ fait baisser la fièvre
✓ anti-inflammatoire
✓ améliore le goût des tisanes
✓ protège de la maladie d'Alzheimer et des cancers

Si vous souhaitez l'utiliser seul : acheter une racine fraîche de gingembre au marché ou au supermarché (rayon fruits et légumes). Éplucher et râper 1 cm de racine, faire bouillir cette partie prélevée pendant 5 minutes dans une tasse d'eau (casserole couverte). Filtrer. Sucrer au miel si souhaité. Boire 1 tasse avant ou après les repas selon l'effet souhaité : avant pour ouvrir l'appétit, après pour faciliter la digestion ou éliminer les gaz.

Ginkgo biloba : bon pour le cerveau et pour les yeux

(feuilles) / sous forme d'EPS

Il est intéressant pour : acide ginkgolique, sitostérol, catéchols, flavonoïdes

Ses propriétés :

✓ vasodilatateur
✓ neuroprotecteur, lutte contre les troubles circulatoires cérébraux avec hypertension artérielle

✓ favorise l'oxygénation du cerveau pour une meilleure mémoire, lutte contre les troubles circulatoires cérébraux du sujet âgé
✓ renforce la circulation sanguine des petits vaisseaux du haut du corps, pour une meilleure acuité visuelle
✓ atténue les acouphènes (bourdonnements d'oreille)
✓ espace et dissipe les vertiges
✓ efficace contre l'athérosclérose (= le durcissement des veines, des artères, les maladies cardiaques)

Si vous souhaitez l'utiliser seul : 1 cuillère à café par verre d'eau, 2 fois par jour, en cures de 3 mois renouvelables.

Griffonia : spécial bonne humeur

(plante = légumineuse) / sous forme d'EPS

Il est intéressant pour : 5 htp (acide aminé précurseur de la sérotonine)

Ses propriétés :
✓ régénère les neurotransmetteurs, favorise la bonne communication entre les neurones, pour une humeur plus stable et un comportement adéquat
✓ sérotoninergique : favorise la sécrétion de sérotonine, hormone antistress, antidéprime et antifringale
✓ anti-dépression légère à modérée
✓ antimigraineux

Si vous souhaitez l'utiliser seul : 1 cuillère à café par verre d'eau vers 17 heures et 1 au coucher, en cures de 3 mois.

Guimauve : toux et maux de gorge *(racines)*

Elle est intéressante pour : mucilages, tanins, sucres, bétaïne

Ses propriétés :

✓ anti-inflammatoire pour les muqueuses (bouche, bronches, trachée...)
✓ apaise les bronches enflammées (toux)
✓ en gargarismes contre les maux de gorge
✓ calme les douleurs gastriques : antigastrite et brûlures d'estomac
✓ laxative douce

Si vous souhaitez l'utiliser seule : 3 cuillères à soupe par litre d'eau, macération 1 heure, puis faire chauffer à feu doux 5 minutes. Filtrer. Sucrer au miel. Boire 3 tasses par jour.

Gymnema : brûle-sucre *(feuilles) / sous forme de gélules d'extrait sec*

Il est intéressant pour : acide gymnémique

Ses propriétés :

✓ antisucre : bloque l'absorption des sucres au niveau de l'intestin
✓ diminue l'envie de fumer, de sucreries

Si vous souhaitez l'utiliser seul : 1 gélule dosée à 400 mg (ou 2 dosées à 200 mg) au début de chaque repas.

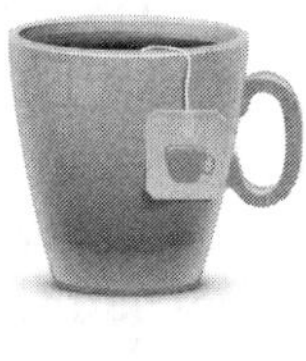

H

Hamamélis : hémorroïdes *(feuilles)*

Il est intéressant pour : hamaméline, tanins, choline, huile essentielle

Ses propriétés :

✓ bon pour les veines, anti-jambes lourdes, antivarices, antihémorroïdaire

✓ décongestif et tonifiant : améliore l'élasticité des veines, anticouperose

✓ vasoconstricteur et tonique veineux

✓ contre les bouffées de chaleur à la ménopause

Si vous souhaitez l'utiliser seul : 2 cuillères à café par tasse d'eau bouillante, infusion 10 minutes. Filtrer. Boire 2 tasses par jour.

Harpagophytum : rhumatismes, arthrose *(racines secondaires)*

Il est intéressant pour : harpagoside

Ses propriétés :

✓ améliore la mobilité des articulations

✓ anti-inflammatoire, antalgique : apaise les crises de rhumatismes et de goutte

✓ anti-arthrose de la hanche

✓ calme les douleurs dorsales, les tendinites, les douleurs articulaires dues à l'effort

✓ facilite l'élimination de l'acide urique

Si vous souhaitez l'utiliser seul : 1 cuillère à soupe par litre d'eau, macération 12 heures, puis porter à ébullition, couper le feu et laisser infuser

15 minutes. Filtrer. Sucrer au miel (c'est amer !). Boire en 24 heures, plusieurs jours de suite, jusqu'à amélioration nette des symptômes.

Houblon : anti-sueurs nocturnes

(cônes = fleurs) / sous forme d'EPS

Il est intéressant pour : flavonoïdes, proanthocyanidines, lupuline (résine), huile essentielle, principes amers, œstrogènes

Ses propriétés :

✓ tonique (pour le système digestif) : amer
✓ apéritif (ouvre l'appétit), facilite la digestion
✓ lutte contre l'anémie
✓ hypnotique, sédatif
✓ contre les troubles du sommeil en période de ménopause, « œstrogène-like » (= « comme nos œstrogènes ») : agit aussi contre les sueurs nocturnes, les troubles de l'humeur
✓ anaphrodisiaque (calme les pulsions sexuelles)

Si vous souhaitez l'utiliser seul : 1 à 2 cuillères à café par verre d'eau, le soir au coucher, pendant 1 mois.

L

Lapacho (pau d'Arco) : bon pour l'immunité

(aubier)

Il est intéressant pour : xyloïdine (antibiotique, antiviral), tecomine, fer

Ses propriétés :

✓ tonique régénérateur du sang, antianémique

✓augmente la résistance de l'organisme face aux agressions microbiennes
✓renforce l'immunité
✓anticancer, antileucémie (ralentit la croissance des cellules cancéreuses en bloquant leur assimilation d'oxygène)
✓anti-inflammatoire puissant
✓augmente les globules rouges, antianémie
✓propriétés anti-VIH (sida) à l'étude

Si vous souhaitez l'utiliser seul : 1 cuillère à soupe par tasse d'eau froide, porter à ébullition, laisser bouillir 2 minutes, puis couper le feu et laisser infuser 10 minutes. Filtrer. Boire 2 tasses par jour, en ajoutant à chaque fois une rondelle de citron (bio).

Lavande : no stress *(fleurs)*

Elle est intéressante pour : huile essentielle (linalol, géraniol, cinéol, valérianale de linalyle et acétate de linalyle)

Ses propriétés :
✓sédative, calmante
✓antispasmodique
✓contre les troubles nerveux : anxiété, nervosité, asthme nerveux
✓hypnotique léger : anti-insomnie
✓prévient les migraines liées au stress
✓*en application externe,* calme les démangeaisons liées à l'eczéma, parfume, désinfecte, antipoux

Si vous souhaitez l'utiliser seule : 1 cuillère à soupe par litre d'eau bouillante, infusion 10 minutes. Filtrer. Boire 2 à 3 tasses par jour, entre les repas.

M

Mélilot : ménopause et antivarices

(sommités fleuries)

Il est intéressant pour : coumarines, acide mélilotique, flavonoïdes

Ses propriétés :

✓ tonique veineux et anticoagulant
✓ à la ménopause, action rééquilibrante sur le système hormonal
✓ hypnotique et somnifère = anti-insomnie
✓ antivarices, antiœdèmes
✓ antispasmodique, anti-inflammatoire intestinal
✓ odeur très agréable

Si vous souhaitez l'utiliser seul : 1 cuillère à dessert par tasse d'eau bouillante, infusion 10 minutes. Filtrer. Sucrer au miel. Boire 1 à 2 tasses par jour dont 1 après le dîner.

Mélisse : une digestion de rêve

(feuilles)

Elle est intéressante pour : huile essentielle (citrol, citronnellal), tanins, principes amers, résine

Ses propriétés :

✓ apaisante sur le système nerveux et sur le système digestif
✓ antispasmodique : parfaite antispasmophilie
✓ atténue les bourdonnements d'oreille
✓ anti-allergies respiratoires
✓ complémentaire pour la minceur
✓ favorise la concentration

✓anti-déprime saisonnière (cure en automne recommandée)
✓antimigraines
✓lutte contre toutes les formes de digestion pénible : anti-douleurs gastriques (ulcère, reflux), élimine les gaz, les flatulences, les ballonnements
✓cholagogue et cholérétique : traite l'insuffisance hépatobiliaire
✓tonique générale, mais sédative nerveuse : bonne régulatrice « des nerfs » (calme les crises de nerfs)
✓pour le plaisir (agréable odeur et goût de « frais », de citronnelle). Ne pas hésiter à l'associer, pour les besoins d'une tisane, à une plante moins plaisante pour en améliorer son goût.

Si vous souhaitez l'utiliser seule : 2 cuillères à café par tasse d'eau bouillante, infusion 10 minutes. Filtrer. Boire 1 tasse après 1 ou 2 repas par jour.

Menthe : lendemains de fête *(feuilles)*

Elle est intéressante pour : huile essentielle (menthol)

Ses propriétés :
✓facilite la digestion, antinausées, bonne pour le foie
✓calme le « mal au ventre », l'indigestion, les vomissements
✓la plante des lendemains de fête
✓carminative, elle résorbe gaz et ballonnements
✓procure une haleine fraîche
✓tonique pour la libido, aphrodisiaque, stimulante générale

✓ pour le plaisir : elle bonifie le goût des tisanes fades ou un peu désagréables, et se boit seule aussi pour son effet « fraîcheur »
✓ sympa à emporter en pique-nique (Thermos), pour de délicieuses infusions à boire chaudes ou glacées

Si vous souhaitez l'utiliser seule : 1 cuillère à café par tasse d'eau bouillante, infusion 10 minutes. Filtrer. Boire 1 tasse après les repas.

Millepertuis : antidépression

(plante) / sous forme d'EPS

Il est intéressant pour : tanins, résine, hyperine, hypericine, flavonoïdes, hyperforine

Ses propriétés :
✓ antidépresseur (dépressions légères à modérées)
✓ aide en cas de troubles addictifs (tabagisme, alcoolisme…)
✓ appliqué localement il soulage brûlures, irritations, plaies, piqûres d'insectes

Si vous souhaitez l'utiliser seul : 1 cuillère à café par verre d'eau, 1 à 3 fois par jour, pendant 3 mois, renouvelables.

Attention : si vous prenez déjà un antidépresseur allopathique, oubliez-le.

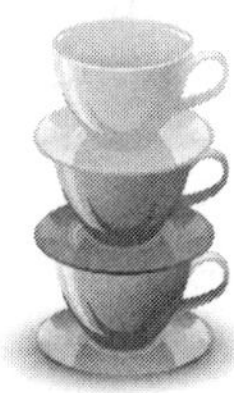

Myrtille (baies) : anti-infection intestinale

(baies)

Elle est intéressante pour : pectines, flavones, arbutoside, acide quinique, tanins, pigments, vitamines A et C

Ses propriétés :

✓ antiseptique intestinale, antidiarrhéique, astringente : parfaite contre les entérites (= gastro-entérite, etc.)

✓ anticolite

✓ anticolibacilloses

Si vous souhaitez l'utiliser seule : 1 cuillère à soupe par tasse d'eau froide. Porter à ébullition, laisser bouillir 10 minutes. Filtrer. Boire 2 à 3 tasses par jour pendant 3 à 5 jours.

Myrtille (feuilles) : petits vaisseaux de l'œil

(feuilles)

Elle est intéressante pour : myrtilline, pigments, antioxydants, vitamines, fibres

Ses propriétés :

✓ hypoglycémiante, antidiabète

✓ coupe-faim

✓ antidiarrhéique

✓ traite les troubles vasculaires rétiniens

Si vous souhaitez l'utiliser seule : 4 cuillères à soupe par litre d'eau bouillante, infusion 10 minutes. Filtrer. Boire 3 tasses par jour en cures de 20 jours.

N

Noyer : antidiarrhées (feuilles)

Il est intéressant pour : traces d'huile essentielle, juglone, mucine, tanins, flavonoïdes, vitamine C

Ses propriétés :

✓antidiabète, stimule le pancréas
✓astringent (resserre les tissus)
✓effet prébiotique (bon pour la flore intestinale)
✓antidiarrhéique

Si vous souhaitez l'utiliser seul : 2 cuillères à soupe par litre d'eau froide. Porter à ébullition. Laisser bouillir 3 minutes puis couper le feu, laisser infuser 10 minutes. Filtrer. Boire 2 à 3 tasses par jour pendant 3 à 5 jours.

O

Olivier : antihypertension (feuilles)

Il est intéressant pour : flavonoïdes (oléoside, oleuropéine), acide glycolique, ; vitamines A et E, acides gras

Ses propriétés :

✓cholagogue, laxatif
✓assouplit la paroi des artères, dilate les coronaires
✓diurétique = aide à réguler la pression artérielle
✓antihypertension, antiartériosclérose
✓hypoglycémiant, antidiabète
✓hypocholestérolémiant

Si vous souhaitez l'utiliser seul : 1 cuillère à soupe par tasse d'eau froide. Porter à ébullition. Laisser bouillir 3 à 4 minutes puis couper le feu et laisser infuser 10 minutes. Filtrer. Boire le matin à jeun, en cures de 20 jours.

Oranger doux *(fleurs)*

Il est intéressant pour : huile essentielle (néroli)

et

Oranger amer : bonne nuit ! *(feuilles)*

Il est intéressant pour : huile essentielle (linalol, nérol), alcaloïde

Leurs propriétés :

✓ pour le plaisir, ils sont si doux et si odorants !
✓ sédatifs, anti-insomnie
✓ calment la nervosité
✓ antispasmodiques et dénouent les spasmes nerveux
✓ atténuent les troubles de l'humeur
✓ digestifs
✓ on utilise aussi beaucoup les hydrolats de fleurs («eau de fleur d'oranger»)

Si vous souhaitez les utiliser seuls : 1 cuillère à café de fleurs ou de feuilles par tasse d'eau bouillante, infusion 10 minutes. Filtrer. Sucrer au miel. Boire le soir au coucher.

Ortie piquante : reminéralisante

(racines et feuilles)

Elle est intéressante pour : chlorophylle, vitamines A, C, potassium, silice, tanins, substances histaminiques urticantes, flavonoïdes, sels minéraux

Ses propriétés :

✓ fortifiante générale, antiasthénique, antianémique
✓ dépurative régénératrice du sang
✓ antirhumatismes et antigoutte
✓ aide à ralentir l'ostéoporose
✓ réduit les symptômes de l'hypertrophie bénigne de la prostate (« la prostate » des messieurs d'un certain âge)
✓ aide à traiter le « pipi au lit » (énurésie)
✓ facilite la sécrétion de lait des mamans qui allaitent
✓ *en externe,* ralentit la chute des cheveux, favorise leur repousse et assainit le cuir chevelu

Si vous souhaitez l'utiliser seule :

- *En interne,* 2 cuillères à dessert par demi-litre d'eau bouillante, infusion 10 minutes. Filtrer. Boire 2 tasses par jour.
- *En externe,* 3 cuillères à soupe de racines par litre d'eau froide. Porter à ébullition et laisser bouillir 15 minutes. Filtrer. À utiliser chaque jour en lotion du cuir chevelu.

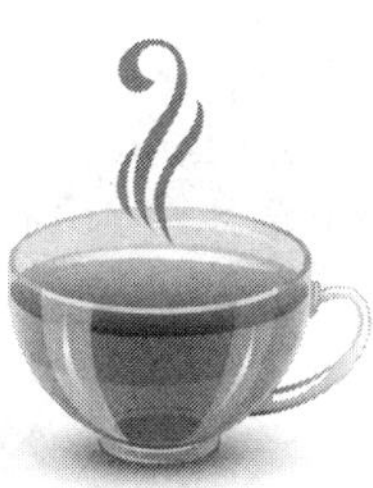

P

Partenelle (= grande camomille) : stop-migraine

(parties aériennes fleuries) / sous forme d'EPS

Elle est intéressante pour : huile essentielle, parthénolide, flavonoïdes

Ses propriétés :

✓ antimigraine

Si vous souhaitez l'utiliser seule :

- Prévention crise, 1 cuillère à café par verre d'eau, 1 fois par jour, pendant 3 mois.
- Soin crise, 1 cuillère à café par verre d'eau toutes les 6 heures jusqu'à cessation complète des douleurs.

Passiflore : pour s'endormir plus vite

(plante)

Elle est intéressante pour : acide gras, acide gallique, calcium

Ses propriétés :

✓ calme le système nerveux
✓ sédative, anxiolytique
✓ hypnotique, tempère l'excitation cérébrale : anti-insomnie, favorise le sommeil naturel
✓ anti-angoisse, hystérie, palpitations

Si vous souhaitez l'utiliser seule : 1 cuillère à dessert par bol d'eau bouillante, infusion 10 minutes. Filtrer. Sucrer au miel. Boire 1 tasse dans la journée et 1 tasse au coucher.

Pensée sauvage : détox belle peau *(plante)*

Elle est intéressante pour : acide salicylique, salicylate de méthyle, pigments, vitamine C

Ses propriétés :

✓ détoxicante

✓ draineuse cutanée, dépurative, décongestionnante cutanée

✓ anti-maladies de peau = eczéma, psoriasis, acné, prurit, urticaire, dartres

Si vous souhaitez l'utiliser seule : 2 cuillères à soupe par litre d'eau bouillante, infusion 10 minutes. Filtrer. Boire 3 à 4 tasses par jour, entre les repas. En cures de 20 jours renouvelables.

Pervenche : mémoire des seniors *(feuilles) sous forme d'EPS*

Elle est intéressante pour : vincamine, potassium, calcium, vitamine C

Ses propriétés :

✓ vasodilatatrice cérébrale et périphérique

✓ augmente l'oxygénation du sang, favorise l'irrigation du cerveau

✓ lutte contre les troubles circulatoires cérébraux avec hypertension associée ou chez la personne âgée

✓ bonne pour la mémoire, antivertiges, favorise la concentration aux examens

✓ hypotensive (fait baisser la pression artérielle)

✓ antidiabète

✓ arrête la sécrétion lactée chez la maman (= anti-galactogène)

✓ des études sont en cours concernant ses éventuelles propriétés anticancer

Si vous souhaitez l'utiliser seule : 1 cuillère à café par verre d'eau, en cures de 3 mois.

Pissenlit : dépuratif *(racines ou feuilles)*

Il est intéressant pour : principe amer (taraxine), carotène, choline, tanins, vitamine C, chlorophylle, manganèse (feuilles)

Ses propriétés :

- ✓ dépuratif, utile dans tous les problèmes de peau de type acné, boutons…
- ✓ traite l'insuffisance hépatique (cholagogue), la constipation, les troubles digestifs
- ✓ anti-rétention d'eau
- ✓ prévient les calculs rénaux
- ✓ anticholestérol
- ✓ la tisane de printemps par excellence, pour une cure dépurative et détox

Si vous souhaitez l'utiliser seul :

- 1 cuillère à soupe de feuilles par litre d'eau bouillante, infusion 10 minutes. Filtrer.

ou

- 2 cuillères à soupe de racines par litre d'eau froide. Laisser macérer 2 heures. Porter à ébullition et laisser bouillir 5 minutes. Filtrer.

  Boire 3 tasses par jour avant les repas, en cures de 10 jours.

Plantain : nez qui coule *(feuilles)*

Il est intéressant pour : enzymes, tanins, pectine, saponosides

Ses propriétés :
✓ astringent respiratoire : il resserre les tissus du système ORL, empêchant le nez de couler, par exemple
✓ anti-allergie au pollen, rhume des foins
✓ antiurticaire
✓ en usage externe, soulage conjonctivites, piqûres d'insectes, plaies, ulcères…

Si vous souhaitez l'utiliser seul : 1 cuillère à soupe par tasse d'eau bouillante, infusion 10 minutes. Filtrer. Boire 2 tasses par jour loin des repas.

Prêle : refaire les os, les ongles, les cheveux *(plante)*

Elle est intéressante pour : silice, glucosides, vitamine C, glutathion, manganèse, fer, calcium

Ses propriétés :
✓ reminéralisante
✓ favorise la fabrication du collagène (le « ciment » de la peau), consolide les os, les dents, les ongles, les cheveux, le cal des fractures (bras ou jambe cassés par exemple)
✓ assouplit les tendons, augmente l'élasticité des tissus en général
✓ reconstitue le cartilage
✓ antiostéoporose, très intéressante à la ménopause
✓ utile contre tous les problèmes ostéoarticulaires, les rhumatismes, la goutte
✓ hypotensive (fait baisser la pression artérielle)
✓ antispasmophilie

✓hémostatique : stoppe les saignements.
✓antianémie : aide à cicatriser les lésions internes responsables de certaines anémies (saignements)
✓plante «minceur», utile en cas de surpoids, dépurative, diurétique

Si vous souhaitez l'utiliser seule : 2 cuillères à café par tasse d'eau bouillante, infusion 10 minutes. Filtrer. Boire 2 tasses par jour en cures de 20 jours.

Psyllium : transit facile *(semences)*

Il est intéressant pour : fibres, mucilages

Ses propriétés :
✓anticonstipation : laxatif non irritant (rare!), qui améliore la consistance des selles
✓lutte contre les problèmes de vésicule biliaire et de stéatose du foie
✓calme un intestin irritable
✓anticholestérol
✓régulateur de la glycémie

Si vous souhaitez l'utiliser seul : 2 cuillères à soupe dans un grand bol d'eau. Laisser gonfler 15 minutes. Avaler le soir au cours du dîner.

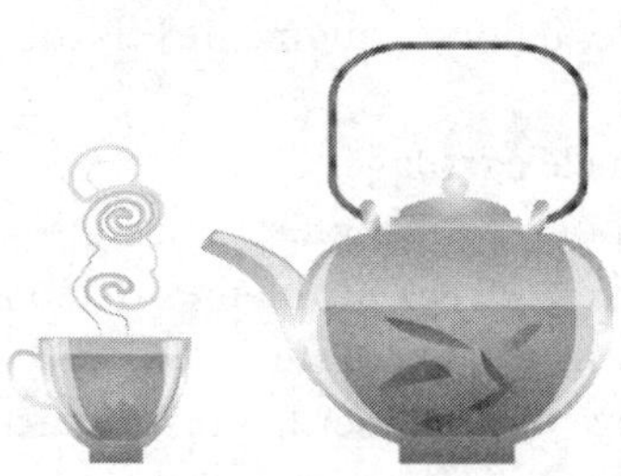

R

Réglisse : très antidouleur (racines)

Elle est intéressante pour : glycyrrhizine, acide glycyrrhétique, principes actifs voisins de la cortisone

Ses propriétés :

✓ spectaculaire contre les maux d'estomac, le reflux gastro-œsophagien, les gastrites, les « simples » brûlures d'estomac et même l'ulcère gastrique (cicatrisante)

✓ anti-inflammatoire et antispasmodique (= anti-douleurs)

✓ apaise la prostatite (inflammation de la prostate)

✓ émolliente (adoucissante)

✓ antitoux, antiangine, contre l'enrouement

✓ très utile en cas de poussée dentaire douloureuse

✓ antibactérienne, antivirale

✓ goût sucré très agréable, édulcorant et désaltérant. La réglisse masque l'amertume de nombreuses autres plantes moins flatteuses au palais

✓ alliée minceur car sucre les tisanes pour zéro calorie

Si vous souhaitez l'utiliser seule : 3 cuillères à soupe par litre d'eau froide, porter à ébullition et laisser bouillir 15 minutes. Filtrer. Boire en 24 heures. En cures de 10 jours.

ATTENTION

- À haute dose ou si traitement prolongé, la réglisse est hypertensive et peut entraîner des troubles du rythme cardiaque. À éviter ou à limiter fortement si vous avez déjà des problèmes de tension ou de rythme du cœur.

Reine-des-prés (ulmaire) : l'aspirine végétale *(plante)*

Elle est intéressante pour : huile essentielle, aldéhyde salicylique, salicylate de méthyle, tanins, vitamine C

Ses propriétés :

✓ aspirine végétale
✓ anti-inflammatoire, antidouleurs : apaise les douleurs articulaires, le mal au dos, l'arthrose
✓ élimine l'acide urique
✓ antigoutte, antirhumatismes
✓ utile contre le surpoids, car désinfiltre
✓ diurétique : anticellulite, anti-rétention d'eau
✓ fait baisser la fièvre
✓ tisane parfaite du sportif (skieur notamment), du confort musculaire

Si vous souhaitez l'utiliser seule : 1 cuillère à soupe par tasse d'eau bouillante, infusion 10 minutes. Filtrer. Sucrer au miel. Boire 3 tasses par jour.

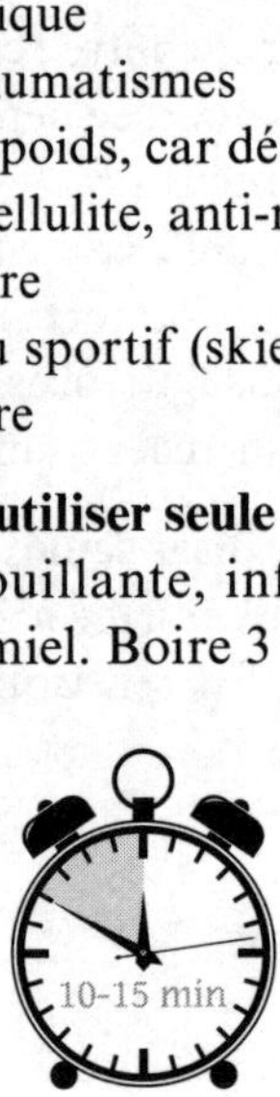

Romarin : l'ami de la vésicule (feuille)

Il est intéressant pour : huile essentielle (pinène, camphène, bornéol), choline, glucoside, romanocide, romarinocide

Ses propriétés :

✓ dépuratif

✓ cholagogue et cholérétique : traite les défaillances du foie et de la digestion des graisses

✓ prévient et apaise les migraines hépatiques

✓ anticonstipation

✓ lutte contre les colopathies (maladies du côlon)

✓ bactéricide et antiseptique intestinal, anti-inflammatoire des voies respiratoires

✓ tonique, puissant stimulant général

✓ anti-fatigue physique et intellectuelle

✓ accélère la convalescence et aide en cas de surmenage

✓ antidéprime

✓ antispasmodique, apaise les oppressions, palpitations, vertiges

✓ *en externe,* utilisé comme lotion capillaire, il freine la chute des cheveux

✓ pour le plaisir : le romarin étant très bon au goût, c'est un aromate en cuisine et il améliore la saveur des tisanes moins agréables. C'est pourquoi vous le retrouverez dans plusieurs de nos recettes « bien-être » : tisanes de printemps et d'automne, rentrée en forme, lendemains de fête, tisane des sportifs (ski), etc.

Si vous souhaitez l'utiliser seul :

- *En interne,* 2 cuillères à café par bol d'eau bouillante, infusion 10 minutes. Filtrer. Sucrer au miel. Boire 1 à 3 tasses par jour.

- *En externe,* 3 cuillères à soupe par litre d'eau froide. Porter à ébullition 10 minutes. Stopper le feu. Infusion 5 minutes. Filtrer. Utiliser en dernier rinçage de shampooing.

Ronce : stop-angine *(feuilles)*

Elle est intéressante pour : tanins, vitamine C

Ses propriétés :

✓ anti-inflammatoire des muqueuses
✓ astringente (resserre les tissus), reconstituante : parfaite antiangine, antidiarrhéique
✓ aide à retrouver la voix en cas d'enrouement
✓ antidiabète

Si vous souhaitez l'utiliser seule : 3 cuillères à soupe par litre d'eau froide, porter à ébullition et laisser bouillir 10 minutes. Couper le feu et laisser infuser 10 minutes. Filtrer. Boire 4 tasses par jour, sucrées au miel + faire 3 à 4 gargarismes par jour préparés de la même manière.

S

Sauge officinale : antitranspirante *(feuilles)*

Elle est intéressante pour : huile essentielle (pinène, cinéol, camphre, thuyone), œstrogènes, tanins

Ses propriétés :

✓ tonique des voies digestives et du système nerveux
✓ digestive et hypoglycémiante
✓ traite l'asthénie (grande fatigue) des convalescents

✓ lutte contre la dépression physique et morale
✓ « œstrogène-like » (= « comme nos œstrogènes ») : aide à rééquilibrer les hormones féminines en cas de troubles des règles (syndrome prémenstruel, règles insuffisantes ou irrégulières), de ménopause (bouffées de chaleur, prise de poids)
✓ lutte contre la transpiration excessive des pieds et des mains, ainsi que contre les sueurs froides
✓ aphrodisiaque : augmente la libido chez la femme
✓ atténue les angoisses, le soir au coucher
✓ aromatique, elle est délicieuse au goût
✓ *en externe :* antiseptique et astringente, cicatrise les plaies de la bouche (aphtes, suites d'extraction dentaire...)

Si vous souhaitez l'utiliser seule :

- *En interne,* 2 cuillères à café par tasse d'eau bouillante, infusion 10 minutes. Filtrer. Boire 1 tasse après les repas. Et/ou 1 tasse au coucher en cas de sueurs nocturnes.
- *En externe,* 1 cuillère à soupe par litre d'eau bouillante, infusion 10 minutes. Filtrer. Laisser refroidir. Faire 3 à 4 bains de bouche en 24 heures. Renouveler pendant 2 ou 3 jours.

Attention : à éviter en quantité importante pendant la grossesse et l'allaitement.

T

Thé (thé vert, thé noir, thé blanc) : super-antioxydant

(feuilles)

Il est intéressant pour : théine, antioxydants, catéchines (minceur), théanines (antistress), théaflavines, quercétine, alkylamines

Ses propriétés :

✓ antioxydant (les thés verts japonais sont plus riches en antioxydants)
✓ diurétique (élimine l'eau, aide à éliminer les graisses également), anticellulite, aide-minceur (« brûle-graisses », augmente la combustion des calories, modifie leur répartition : utile à la ménopause quand on a tendance à « prendre du ventre »)
✓ coupe-faim, régule le stockage des graisses (surtout le thé vert)
✓ détoxifiant
✓ antirhume, antigrippe (surtout thé blanc)
✓ tonique mais non excitant (contrairement au café)
✓ apaise les nerfs, boisson « zen » (surtout le thé noir)
✓ réducteur de l'anxiété, « Xanax » naturel
✓ anti-inflammatoire
✓ renforce l'immunité (alkylamines)
✓ aide à fixer les minéraux (antiostéoporose)
✓ réduit le risque de cancer de la prostate
✓ anticarie (non sucré et sans lait !)
✓ favorise la digestion : active les enzymes digestives
✓ facilite la respiration, y compris chez les asthmatiques (quercétine)
✓ aide à équilibrer la glycémie : antidiabète, antifringales

✓ protège le cerveau à tout âge
✓ protège le cœur à tout âge
✓ boisson « climatiseur » : réchauffe en hiver, rafraîchit en été
✓ anticancer (préventif) : poumon, sein, peau, côlon, estomac, surtout le thé vert (mais thé noir : anticancer de l'ovaire). En cours de traitement radiothérapique, le thé, anti-inflammatoire, *appliqué en externe,* peut apaiser les irritations et aider à mieux supporter le traitement
✓ aide à garder une belle peau et favorise le renouvellement cellulaire (« cosmétique interne »)
✓ pour le plaisir, choix illimité : goûtez différentes variétés de thés verts, au jasmin, à la menthe, etc. Allez dans les comptoirs de thé pour découvrir tous les jardins (= provenances).
✓ renforce l'efficacité des antibiotiques tout en réduisant le risque de résistance bactérienne : si vous prenez un traitement antibiotique, avalez votre médicament avec une bonne tasse de thé vert plutôt qu'avec de l'eau ou n'importe quel autre « support »
✓ *en externe :* soulage les aphtes, apaise les peaux irritées et rougies, dégonfle les paupières (après une crise de larmes par exemple), atténue les cernes et les poches sous les yeux, antitranspirant pour les pieds (bains de pieds), permet de teindre les cheveux (plus foncés) sans les abîmer, autobronzant

Si vous souhaitez l'utiliser seul : 1 cuillère à café (ou 1 sachet) dans une tasse d'eau frémissante, infuser 3 à 10 minutes (selon thé). Filtrer. Boire 1 à 3 tasses par jour.

Thym : antiviral, antiseptique (feuilles)

Il est intéressant pour : huile essentielle (thymol, carvacrol, alcool), résine, tanins, saponosides

Ses propriétés :

✓ puissant antiviral et antiseptique
✓ anti-infection ORL (respiratoire), maladies saisonnières, épidémies (rhume, grippe, bronchiolite), bronchite, asthme
✓ lève les spasmes des bronches (spasmolytique), aide à mieux respirer
✓ antiseptique intestinal : anticolopathies (infection du côlon), vermifuge (antiparasitaire)
✓ stimulant des fonctions respiratoires, digestives, circulatoires
✓ tonique du système nerveux
✓ aphrodisiaque (augmente la libido)
✓ agréable au goût, le thym étant très aromatique
✓ antidéprime
✓ accélère la convalescence
✓ bon pour une « rentrée en forme »
✓ *en externe :* tonique du cuir chevelu (sous forme de lotion capillaire)

Si vous souhaitez l'utiliser seul :

- *En interne,* 2 cuillères à soupe par litre d'eau bouillante, infusion 15 minutes. Filtrer. Sucrer au miel. Boire 3 à 4 tasses par jour (donc le litre).
- *En externe,* 5 cuillères à soupe par demi-litre d'eau froide. Porter à ébullition et laisser bouillir 5 minutes. Couper le feu et laisser infuser 10 minutes. Filtrer. Utiliser en rinçage capillaire après le shampooing.

Tilleul : calme les nerfs (bractées)

Il est intéressant pour : mucilages, tanins, flavonoïdes (quercétine), kaempférol, huile essentielle

Ses propriétés :

✓ fait baisser la fièvre, augmente la résistance de l'organisme vis-à-vis des infections saisonnières
✓ antigrippe
✓ antispasmodique, calmant : apaise en cas de nervosité, de palpitations
✓ léger somnifère : anti-insomnies
✓ fluidifiant sanguin

Si vous souhaitez l'utiliser seul : 2 cuillères à café par tasse d'eau bouillante, infusion 10 minutes. Filtrer. Boire 2 à 3 tasses par jour dont 1 tasse au coucher.

V

Verveine officinale : antidéprime (feuilles)

Elle est intéressante pour : verbénine, verbénalosine

Ses propriétés :

✓ sédative
✓ anti-troubles de l'humeur, déprime, troubles nerveux, dépression saisonnière
✓ hypotensive (fait baisser la pression artérielle)
✓ antispasmodique, antinévralgique
✓ tonique digestive (accélère la digestion)
✓ aide-minceur
✓ fait baisser la fièvre
✓ « tisane du ski »
✓ très bonne au goût (se boit pour le plaisir)

Si vous souhaitez l'utiliser seule : 3 cuillères à soupe par litre d'eau froide, laisser macérer 10 minutes. Porter à ébullition et laisser bouillir 10 secondes. Couper le feu puis laisser infuser 10 minutes. Filtrer. Boire 4 tasses par jour en dehors des repas, pendant 2 jours.

Vigne rouge : jambes légères *(feuilles)*

Elle est intéressante pour : oenoside, anthocyanes, tanins, vitamine C

Ses propriétés :

- ✓ bonne pour la circulation du sang : prévient et répare les altérations de la paroi veineuse
- ✓ anti-jambes lourdes, varices, hémorroïdes, maladie de Raynaud, couperose
- ✓ lutte contre l'obésité et la cellulite en facilitant l'élimination des déchets et la circulation

Si vous souhaitez l'utiliser seule : 1 cuillère à dessert par tasse d'eau bouillante, infusion 10 minutes. Filtrer. Boire 2 à 3 tasses par jour, en cures de 20 jours.

LES PLANTES QUI AMÉLIORENT LE GOÛT DES TISANES

- Citron (jus, écorce)
- Mélisse
- Menthe poivrée (feuilles)
- Réglisse
- Romarin
- Thym
- Verveine

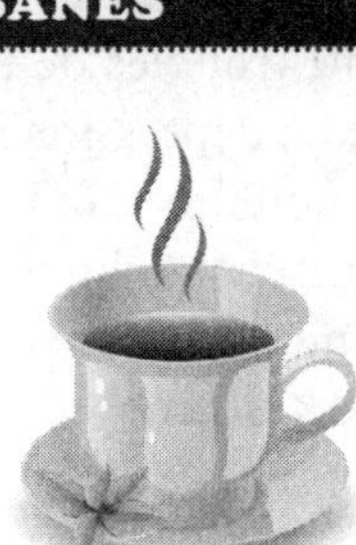

LES HUILES ESSENTIELLES ET LES HYDROLATS DANS NOS TISANES

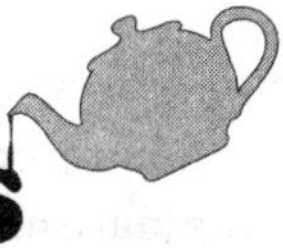

Les huiles essentielles

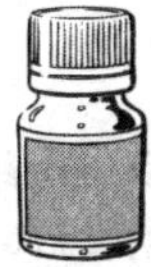

Nous allons maintenant détailler les propriétés et les indications des huiles essentielles employées dans nos tisanes aromatiques. Grâce à elles, les traditionnelles infusions deviennent encore plus efficaces. Chaque huile essentielle possède plusieurs indications : nous évoquons dans ce livre uniquement les bienfaits dans le contexte de nos tisanes bien-être et santé.

● *Angélique : les nerfs* — *Angelica archangelica*

Cette huile essentielle est :

✓ régulatrice nerveuse : tonique et sédative à la fois

À utiliser en cas de :

– troubles de l'humeur

● *Basilic exotique : contre les douleurs digestives* — *Ocimum basilicum*

Cette huile essentielle est :

✓ antispasmodique puissante

✓ anti-infectieuse du tractus digestif

À utiliser en cas de :
- spasmophilie, douleurs d'arthrose, d'arthrite, rhumatismes
- infection du système digestif
- brûlures d'estomac, ulcère gastrique
- calculs urinaires ou biliaires, coliques néphrétiques ou hépatiques
- colite, « mal au ventre », spasmes digestifs
- maladie de Crohn

♦ *Bois de rose et bois de Hô : spécial enfants (dès 7 ans)*

Aniba rosaeodora

Cette huile essentielle est :

✓ anti-infectieuse ORL
✓ neurotonique

À utiliser en cas de :
- anxiété (enfants)
- angoisse
- fièvre (enfants)
- infection respiratoire

♦ *Camomille romaine et matricaire : calmantes*

Anthemis nobilis (Chamaemelum nobile) et *Matricaria recutita*

Ces huiles essentielles sont :

✓ antispasmodiques
✓ calmantes du système nerveux central
✓ anti-inflammatoires

À utiliser en cas de :
– allergie cutanée, urticaire, psoriasis
– rhume des foins
– sevrage tabagique
– intoxication digestive
– troubles nerveux
– inflammations diverses

Cannelle de Ceylan et cannelle de Chine : super-anti-infectieuses

Cinnamomum verum (zeylanicum) et *Cinnamomum cassia*

Ces huiles essentielles sont :
✓anti-infectieuses
✓toniques
✓stimulantes

À utiliser en cas de :
– colite
– diarrhées
– grippe
– pour se réchauffer
– fièvre
– surpoids, gros appétit, grignotage à toute heure
– infection quelle qu'elle soit
– acné
– fatigue, « mollesse »

Citron : détox

Citrus limonum

Cette essence est :
✓anti-infectieuse
✓détoxifiante
✓antivirale

À utiliser en cas de :
- convalescence
- cellulite, surpoids
- troubles digestifs, troubles hépatiques, foie paresseux
- eczéma
- sevrage tabagique
- goutte
- lendemains de fête
- épidémies virales type rhume, grippe
- intoxication digestive

Cyprès de Provence : stop-hémorroïdes — *Cupressus sempervirens*

Cette huile essentielle est :

✓ décongestionnante veineuse
✓ neurotonique
✓ anti-infectieuse des voies respiratoires

À utiliser en cas de :
- couperose
- hémorroïdes
- varices
- congestion veineuse
- extinction de voix
- toux sèche
- infection quelle qu'elle soit
- pipi au lit (énurésie)
- mauvaise circulation au niveau du cerveau (troubles de la mémoire, vision qui baisse…)
- sevrage tabagique
- cellulite

Estragon : antispasmodique *Artemisia dracunculus*

Cette huile essentielle est :
✓ antiallergique
✓ antispasmodique
✓ anti-inflammatoire

À utiliser en cas de :
– allergies respiratoires, asthme, allergie au pollen, rhume des foins
– hoquet
– gastrite, reflux gastro-œsophagien

Eucalyptus radié : non au rhume ! *Eucalyptus radiata*

Cette huile essentielle est :
✓ antivirale
✓ anti-infectieuse
✓ anti-inflammatoire
✓ décongestionnante respiratoire

À utiliser en cas de :
– rhume, nez bouché, qui coule, rhino-pharyngite
– rhume des foins

Fenouil doux : spécial allaitement *Foeniculum dulce*

Cette huile essentielle est :
✓ galactogène (favorise la lactation)
✓ œstrogène-like (agit comme nos œstrogènes)
✓ carminative

À utiliser en cas de :
– allaitement
– gaz, flatulences

💧 *Genévrier : muscles au top* — *Juniperus communis*

Cette huile essentielle est :
✓ diurétique
✓ antirhumatismale

À utiliser en cas de :
– courbatures, muscles fatigués, crampes (ski)
– douleurs articulaires, rhumatismes
– rétention d'eau
– cellulite

💧 *Géranium Bourbon : bonne pour le pancréas* — *Pelargonium asperum type Bourbon*

Cette huile essentielle est :
✓ stimulante pour le foie et le pancréas

À utiliser en cas de :
– diabète

💧 *Géranium d'Égypte (Géranium rosat) : contre les problèmes de peau* — *Pelargonium asperum Égypte*

Cette huile essentielle est :
✓ anti-infectieuse
✓ antibactérienne
✓ antifongique (champignons, mycoses)

À utiliser en cas de :
– eczéma
– dermatose infectieuse

💧 Gingembre : super-digestive *Zingiber officinale*

Cette huile essentielle est :
✓ tonique digestive
✓ stomachique
✓ carminative

À utiliser en cas de :
– manque d'appétit
– constipation
– nausées de la femme enceinte
– vomissements
– indigestion

💧 Giroflier : l'huile essentielle du dentiste *Eugenia caryophyllus, Syzygium aromaticus*

Cette huile essentielle est :
✓ cautérisante cutanée, pulpaire : aide à cicatriser la cavité buccale
✓ anti-infectieuse

À utiliser, par voie externe, en cas de :
– problèmes dans la bouche (aphte, coupure, brûlure, mauvaise haleine)
– infection dentaire douloureuse

Khella : stop-asthme *Ammi visnaga*

Cette huile essentielle est :
✓ antispasmodique
✓ bronchodilatatrice

À utiliser en cas de :
– asthme

Laurier noble : adieu aphtes ! *Laurus nobilis*

Cette huile essentielle est :
✓ anti-infectieuse
✓ bactéricide
✓ équilibrante nerveuse

À utiliser en cas de :
– aphte
– furonculose
– trac, manque d'assurance
– douleurs
– Affections virales

Lavande officinale : zen *Lavandula angustifolia*

Cette huile essentielle est :
✓ antispasmodique
✓ calmante
✓ sédative
✓ anti-inflammatoire

À utiliser en cas de :
– insomnies
– migraines
– nervosité (enfants)

💧 *Lédon du Groënland :*
le garde du corps hépatique — *Ledum groenlandicum*

Cette huile essentielle est :
✓ décongestive
✓ antispasmodique
✓ répare la cellule hépatique

À utiliser en cas de :
– maladie ou dysfonctionnement du foie
– angoisse

💧 *Lentisque pistachier :*
l'HE de la prostate — *Pistacia lentiscus*

Cette huile essentielle est :
✓ décongestionnante veineuse, lymphatique et prostatique

À utiliser en cas de :
– maladie de Raynaud
– hémorroïdes

💧 *Litsée citronnée :*
pour la bonne humeur — *Litsea citrata*

Cette huile essentielle est :
✓ calmante, sédative
✓ tonique nerveuse

À utiliser en cas de :
– déprime saisonnière

♦ *Livèche : cure détox* — *Levisticum officinale*

Cette huile essentielle est :
✓ dépurative
✓ détoxifiante hépatique
✓ antitoxique
✓ antipsoriasis

À utiliser en cas de :
– intoxination

♦ *Mandarine : relax* — *Citrus reticula*

Cette essence est :
✓ modératrice du système nerveux central
✓ relaxante
✓ hypnotique légère
✓ sédative

À utiliser en cas de :
– troubles du sommeil
– agitation (enfant)

♦ *Marjolaine des jardins : super-tranquillisante* — *Origanum majorana*

Cette huile essentielle est :
✓ neurotonique
✓ tranquillisante

À utiliser en cas de :
– angoisses
– stress mal géré
– anxiété

♦ ***Menthe poivrée : hop hop hop !*** *Mentha piperita*

Cette huile essentielle est :
✓tonifiante
✓stimulante pour le foie
✓neurotonique

À utiliser en cas de :
– baisse de forme, pour retrouver le tonus
– rentrée « sur les chapeaux de roues » (voir notre tisane « rentrée en forme/automne »)
– mauvaise haleine
– mal des transports
– vomissements
– hypotension
– pour le plaisir (goût agréable, rafraîchissant)

♦ ***Myrte vert : thyroïde paresseuse*** *Myrtus communis*

Cette huile essentielle est :
✓expectorante puissante
✓stimulante de la thyroïde

À utiliser en cas de :
– toux grasse
– hypothyroïdie

♦ ***Néroli : détente maximale*** *Citrus aurantium aurantium* (fleurs)

Cette huile essentielle est :
✓neurotonique
✓équilibrante
✓antidépressive

À utiliser :
– pour le plaisir
– pour se détendre, se relaxer
– pour retrouver le sommeil

♦ *Niaouli :* *la fièvre maîtrisée*

Melaleuca quinquenervia

Cette huile essentielle est :
✓ anti-infectieuse
✓ antivirale
✓ antifièvre
✓ anti-inflammatoire

À utiliser en cas de :
– bronchite
– fièvre

♦ *Origan compact :* *super-antibiotique végétal*

Origanum compactum

Cette huile essentielle est :
✓ anti-infectieuse puissante
✓ tonique générale
✓ immunostimulante
✓ à action bifidogène (soutient la flore intestinale)

À utiliser en cas de :
– toute infection sévère, où qu'elle sévisse
– fatigue physique et intellectuelle
– déséquilibre de la flore intestinale

Petit grain bigaradier : équilibre nerveux

Citrus aurantium aurantium (feuilles)

Cette huile essentielle est :

✓ rééquilibrante nerveuse
✓ antispasmodique

À utiliser en cas de :

– troubles du sommeil

Ravintsara : super-antivirale

Cinnamomum camphora cineoliferum

Cette huile essentielle est :

✓ antivirale ORL (virus respiratoires), herpès, zona…
✓ antibactérienne
✓ immunostimulante

À utiliser en cas de :

– grippe
– bronchite
– maladies saisonnières
– faiblesse immunitaire (« tendance à attraper tous les microbes qui passent »)

Romarin à verbénone : en cas de problème au foie

Rosmarinus officinalis verbenoniferum

Cette huile essentielle est :

✓ stimulante hépatobiliaire
✓ viricide (détruit les virus)

À utiliser en cas de :
– maladies du foie (cirrhose, hépatite virale…)
– surpoids
– « détox » (voir notre tisane « Cure détox », p. 130)

💧 *Sarriette des montagnes : super-anticystite* — *Satureja montana*

Cette huile essentielle est :
✓ anti-infectieuse majeure
✓ antalgique (spécialement du système urinaire)

À utiliser en cas de :
– cystite

💧 *Sauge sclarée : l'huile essentielle des femmes* — *Salvia sclarea*

Cette huile essentielle est :
✓ œstrogène-like (« comme nos œstrogènes »)
✓ phlébotonique
✓ neurotonique

À utiliser en cas de :
– surpoids
– cellulite
– syndrome prémenstruel
– règles insuffisantes, douloureuses, irrégulières
– bouffées de chaleur
– ménopause
– transpiration excessive

💧 ***Thym à thujanol et Marjolaine à thujanol : l'hiver tranquille*** *Thymus vulgaris thujanoliferum*

Ces huiles essentielles sont :
✓ anti-infectieuses
✓ viricides puissantes (détruisent les virus)
✓ immunostimulantes

À utiliser en cas de :
– angine
– pour se réchauffer (coup de froid, frilosité…)
– toutes infections ORL

💧 ***Thym à thymol : antigrippe*** *Thymus vulgaris thymoliferum*

Cette huile essentielle est :
✓ anti-infectieuse majeure
✓ tonique générale

À utiliser en cas de :
– grippe ou complications ORL
– infections sévères

💧 ***Verveine citronnée : antidépressive*** *Lippia citriodora*

Cette huile essentielle est :
✓ sédative puissante
✓ anti-inflammatoire puissante
✓ stimulante nerveuse
✓ à effet prébiotique (bon pour la flore intestinale)

À utiliser en cas de :
- dépression
- troubles de l'humeur
- déséquilibre de la flore intestinale

♦ ***Ylang-ylang : aphrodisiaque*** *Cananga odorata*

Cette huile essentielle est :
✓ antispasmodique
✓ équilibrante
✓ tonique sexuelle (aphrodisiaque)

À utiliser en cas de :
- hypertension artérielle
- baisse de libido
- sexualité « terne »

Les eaux florales (hydrolats)

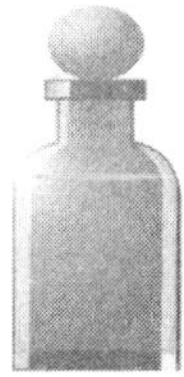

À chaque hydrolat ses propriétés

- **Camomille romaine :** calmante.
- **Fleur d'oranger :** apaisante pour les nerfs.
- **Sauge :** régularise les cycles menstruels, apaise les symptômes de la ménopause.

Posologies des hydrolats par voie orale

- De 1 cuillère à café à 1 cuillère à soupe pure ou diluée dans un verre d'eau ou une tisane aromatique, pour les enfants comme pour les adultes (aucun risque de toxicité).
- Prise à renouveler 2 à 3 fois par jour, et jusqu'à 1 mois environ en cas de cure.
- **Pour les cures minceur :** 2 cuillères à soupe dans 1,5 litre d'eau ou de tisane aromatique, à boire dans la journée, pendant 3 semaines.

MES TISANES DES 4 SAISONS

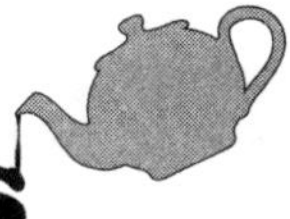

Fraîche, tiède, bouillante, relaxante ou au contraire stimulante… À chaque situation et à chaque saison sa tisane aromatique.

Printemps

Cure minceur de printemps

C'est le grand déstockage de printemps : petits bourrelets, kilos en trop, tout doit disparaître !

- ***Plantes : fumeterre + géranium Robert + mélisse***
- ***Huile essentielle : citron***

- Dans un bocal, mélangez 50 g de fumeterre, 50 g de géranium Robert et 30 g de mélisse.
- Versez 1 cuillère à dessert du mélange de plantes dans une tasse d'eau bouillante. Couvrez et laissez infuser 5 minutes. Filtrez.
- *Facultatif :* versez le liquide dans la casserole, ajoutez 1 cuillère à café d'agar-agar dans laquelle vous aurez versé 1 goutte d'essence de citron. Laissez frémir 2 minutes. Consommez pendant que c'est encore bien chaud.

Buvez 3 tasses par jour en cures de 20 jours.

THERMOS MINCEUR

▸ Préparez une Thermos de cette infusion le matin, pour la boire dans la journée. Dosages : 3 cuillères à soupe du mélange de plantes dans 1 litre d'eau bouillante. Rajoutez si vous le souhaitez, directement dans la Thermos, 15 gouttes de labrafil ou de disper ou de solubol dans laquelle vous aurez versé 3 gouttes d'essence de citron.

Préparation aux examens

J - 20 avant le bac/bac français ou autre épreuve cruciale ? Au boulot…

❀ ***Plantes : pervenche + mélisse***
♦ ***Huile essentielle : cyprès de Provence***

- Dans un bocal, mélangez ⅔ de pervenche et ⅓ de mélisse.
- Versez 1 cuillère à dessert du mélange dans 25 cl d'eau bouillante. Couvrez et laissez infuser 5 minutes. Filtrez.
- Plongez dans la tasse ¼ de cuillère à café de miel dans laquelle vous aurez versé 1 goutte d'huile essentielle de cyprès de Provence.

☕ Buvez 3 tasses par jour en cure de 20 jours.

Stop pollens

Ah ! le printemps, ses premières fraises, ses randonnées sur les petits chemins, ses flâneries dans

* Selon ce que vous trouvez facilement dans les boutiques bio, pharmacies équipées pour l'aroma, certains sites spécialisés.

le parc, ses pollens qui viennent se coller dans les narines et les yeux…

❀ ***Plantes : plantain + cassis + mélisse***
♦ ***Huile essentielle : estragon***

- Dans un bocal, mélangez ⅓ de plantain, ⅓ de cassis (feuilles) et ⅓ de mélisse.
- Versez 2 cuillères à café du mélange dans une tasse d'eau bouillante. Couvrez et laissez infuser 10 minutes. Filtrez. Ajoutez ¼ cuillère à café de miel dans laquelle vous aurez versé 1 goutte d'huile essentielle d'estragon.
- Buvez 3 tasses par jour, jusqu'à disparition des symptômes.

« 5e saison »

En Chine, la 5e saison correspond à une période de transition. Elle dure 15 jours à la fin de l'hiver et au début du printemps, puis revient à nouveau 15 jours à la fin de l'été et au début de l'automne. Selon la médecine chinoise, nous serions particulièrement fragiles lors de ces périodes charnières, tant physiquement que psychologiquement. Voici une tisane pour « passer le cap » en douceur.

❀ ***Plantes : pissenlit + romarin***
♦ ***Huile essentielle : livèche***

- Dans un bocal, mélangez ⅓ de pissenlit et ⅔ de romarin.

- Versez 1 cuillère à dessert du mélange dans 25 cl d'eau bouillante. Couvrez et laissez infuser 10 minutes. Filtrez.
- Plongez dans la tasse ¼ de cuillère à café de miel dans laquelle vous aurez versé 1 goutte d'huile essentielle de livèche.

Buvez 3 tasses par jour pendant 15 jours.

Pour les filles

Les garçons ont le droit d'en piquer un peu (surtout s'ils ont du mal à digérer). Mais cette tisane est une délicieuse alternative zéro caféine à la « cup of tea » traditionnelle, que l'on prend entre filles le temps de piapiater de tout et de rien, donc de choses terriblement essentielles.

- ***Plantes : mélisse + menthe***
- ***Huile essentielle : néroli ou à défaut de petit grain bigaradier***

- Dans un bocal, mélangez ½ de mélisse et ½ de menthe.
- Versez 1 cuillère à dessert du mélange dans 25 cl d'eau bouillante. Couvrez et laissez infuser 10 minutes. Filtrez.
- Plongez dans la tasse ¼ de cuillère à café de miel dans laquelle vous aurez versé 1 goutte d'huile essentielle de néroli ou de petit grain bigaradier.

Buvez 1 à 2 tasses en prenant votre temps. Et un petit gâteau.

Été

Cure minceur d'été

Enfin l'été !

Bientôt le maillot…

❀ ***Plantes : thé vert + menthe***
♦ ***Huile essentielle : non***

- Dans un bocal, mélangez ⅔ de thé vert et ⅓ de menthe.
- Versez 3 cuillères à soupe du mélange dans 1 litre d'eau bouillante (1). Couvrez et laissez infuser 7 minutes. Filtrez. Réfrigérez.

☕ Buvez frais en 24 heures, et recommencez le lendemain. En cure de 3 semaines.

(1) si vous voulez obtenir une boisson totalement transparente, sans « précipitations », faites plutôt macérer les plantes dans de l'eau fraîche, non bouillie au préalable, pendant plusieurs heures.

Hot libido

C'est bien connu, les bébés naissent dans les choux. L'été, chronobiologiquement parlant, est l'un des meilleurs moments pour les planter.

Plantes : berce + gingembre + cannelle + menthe

Huile essentielle : ylang-ylang

- Dans un bocal, mélangez 30 g de berce, 50 g de gingembre, 30 g de cannelle et 50 g de menthe.
- Versez 2 cuillères à dessert du mélange dans 25 cl d'eau froide. Portez à ébullition, faites frémir 5 minutes. Coupez le feu, couvrez et laissez infuser 5 minutes. Filtrez.
- Plongez dans la tasse ¼ de cuillère à café de miel dans laquelle vous aurez versé 1 goutte d'huile essentielle d'ylang-ylang.

Buvez 2 tasses par jour de cette tisane aphrodisiaque, une en fin d'après-midi et une le soir.

SOS jambes légères

La chaleur n'arrange rien. En revanche, cette tisane allège le tout !

Plantes : vigne rouge + menthe

Huile essentielle : citron

- Dans un bocal, mélangez ⅔ de vigne rouge et ⅓ de menthe.
- Versez 3 cuillères à soupe du mélange dans 1 litre d'eau bouillante. Couvrez et laissez infuser 10 minutes. Filtrez.
- Plongez 1 cuillère à café de miel dans laquelle vous aurez versé 3 gouttes d'essence de citron. Réfrigérez.

Buvez 3 tasses bien fraîches par jour, en cures de 20 jours.

Pour le pique-nique et les balades

La boisson parfaite et digeste qui remplace très avantageusement un soda ou un « ice tea » du commerce.

Plantes : romarin + menthe
Huile essentielle : non

- Dans un bocal, mélangez ½ de romarin et ½ de menthe.
- Versez 3 cuillères à soupe du mélange dans 1 litre d'eau bouillante. Couvrez et laissez infuser 10 minutes. Filtrez. Réfrigérez. Versez dans une Thermos.
- Buvez pendant votre pique-nique ou quand vous voulez !

Café blanc

On se calme, on se détend. Vos paupières sont lourdes, lourdes…

Miel de châtaigne
Hydrolat : fleur d'oranger

- Versez 1 cuillère à soupe d'eau de fleur d'oranger dans une Thermos et 25 cl d'eau bouillante par-dessus. Ajoutez 1 cuillère à café de miel de châtaignier. Fermez la bouteille et agitez-la.
- Buvez avant un petit somme ou le soir, si le sommeil tarde à venir.

Automne

Cure minceur d'automne

Gardez le cap taille fine et profitez-en pour faire le plein de minéraux, toujours bienvenus pour une rentrée « à fond » et pour mieux résister contre les microbes qui se profilent avec la mauvaise saison. Quant à la verveine, elle évite les baisses d'humeur, ce qui ravira votre entourage.

❊ ***Plantes : prêle + verveine***
♦ ***Huile essentielle : non***

- Dans un bocal, mélangez ⅔ de prêle et ⅓ de verveine.
- Versez 3 cuillères à soupe du mélange dans 1 litre d'eau bouillante. Couvrez et laissez infuser 10 minutes. Filtrez. Versez dans une Thermos, chaude ou réfrigérée (à votre convenance).

Buvez dans la journée, et recommencez le lendemain… en cure de 20 jours.

Cure détox

Une cure d'automne nettement moins sucrée et calorique que la célébrissime cure de raisin.

❊ ***Plantes : mélisse + romarin***
♦ ***Huile essentielle : romarin à verbénone***

- Dans un bocal, mélangez ⅓ de mélisse et ⅔ de romarin.

- Versez 3 cuillères à soupe du mélange dans 1 litre d'eau bouillante. Couvrez et laissez infuser 10 minutes. Filtrez. Transvasez dans une Thermos.
- Sucrez au miel (1 cuillère à café) dans lequel vous aurez versé 3 gouttes d'huile essentielle de romarin à verbénone.

Buvez votre Thermos en 24 heures. Recommencez le lendemain, et ainsi de suite pendant 21 jours.

Une rentrée en superforme

Tout ce qu'il y a à faire encore à la rentrée… comme à chaque rentrée d'ailleurs. Mieux vaut ne pas y penser, et boire une bonne tasse pour se donner le courage d'attaquer les choses une par une.

Plantes : angélique + coriandre + romarin + thym

Huile essentielle : menthe poivrée

- Dans un bocal, mélangez 20 g d'angélique, 30 g de coriandre, 50 g de romarin et 50 g de thym.
- Versez 1 cuillère à dessert du mélange dans 25 cl d'eau bouillante. Couvrez et laissez infuser 10 minutes. Filtrez.
- Plongez dans la tasse ¼ de cuillère à café de miel dans laquelle vous aurez versé 1 goutte d'huile essentielle de menthe.

Buvez 2 tasses par jour, en cure de 10 jours.

Le marchand de sable

Plus les jours raccourcissent, plus vos nuits aussi. Bizarre…

❀ ***Plantes : aubépine + oranger + camomille***

♦ ***Huile essentielle : mandarine ou petit grain bigaradier***

- Dans un bocal, mélangez 50 g d'aubépine, 50 g d'oranger (fleurs) et 30 g de camomille.
- Versez 1 cuillère à dessert du mélange dans 25 cl d'eau bouillante. Couvrez et laissez infuser 10 minutes. Filtrez.
- Plongez dans la tasse ¼ de cuillère à café de miel dans laquelle vous aurez versé 1 goutte d'huile essentielle de mandarine ou de petit grain bigaradier.

☕ Buvez 1 tasse au coucher.

Cure antidéprime

Pfff ! Il fait gris, froid, moche, pluvieux, encore les grèves, j'ai oublié mon parapluie, mon boss ça ne s'arrange pas, j'ai repris 1 kg, je crois que j'ai attrapé froid, personne ne m'aime, de toute façon à quoi bon…

Plantes : verveine + mélisse
Huile essentielle : litsée citronnée ou angélique

- Dans un bocal, mélangez ½ de verveine et ½ de mélisse.
- Versez 1 cuillère à dessert du mélange dans 25 cl d'eau bouillante. Couvrez et laissez infuser 10 minutes. Filtrez.
- Plongez dans la tasse ¼ de cuillère à café de miel dans laquelle vous aurez versé 1 goutte d'huile essentielle de litsée citronnée ou d'angélique.

Buvez 3 tasses par jour, en cure de 20 jours.

Hiver

Cure minceur d'hiver

Non seulement elle veille sur votre ligne, ce qui n'est pas superflu surtout entre le 25 décembre et fin janvier (entre les réveillons et la galette des rois…), mais en plus grâce à la sauge, elle réchauffe. Votre botte secrète pour tout l'hiver.

Plantes : sauge officinale + chiendent + réglisse
Huile essentielle : sauge sclarée

- Dans un bocal, mélangez ⅓ de sauge officinale, ⅓ de chiendent et ⅓ de réglisse (voir mise en garde p. 95).
- Versez 3 cuillères à soupe du mélange dans 1 litre d'eau froide. Portez à ébullition, laissez frémir

5 minutes. Coupez le feu, couvrez et laissez infuser 10 minutes. Filtrez. Transvasez dans une Thermos pour que la tisane reste bien chaude.

- Ajoutez 15 gouttes de labrafil dans lesquelles vous aurez versé 3 gouttes d'huile essentielle de sauge sclarée.

Buvez en 24 heures. En cure de 20 jours.

L'antigrippe

Grippe, angine, trachéite, rhume, bronchite, otite, sinusite ? Non merci !

Plantes : thym + réglisse
Huile essentielle : ravintsara

- Dans un bocal, mélangez ⅔ de thym et ⅓ de réglisse (voir mise en garde p. 95).
- Versez 1 cuillère à dessert du mélange dans 25 cl d'eau bouillante. Couvrez et laissez infuser 15 minutes. Filtrez.
- Plongez dans la tasse ¼ de cuillère à café de miel dans laquelle vous aurez versé 1 goutte d'huile essentielle de ravintsara.

Buvez 3 tasses par jour pendant 3 à 4 jours.

L'experte en digestion facile

Les lendemains de fête, quand l'indigestion et la gueule de bois se liguent contre vous, ne jetez pas l'éponge. Regagnez, gorgée après gorgée, une légèreté et un bien-être digestif que vous craigniez d'avoir perdu à tout jamais.

Plantes : romarin + menthe + camomille

Huile essentielle : citron

- Dans un bocal, mélangez ¼ de romarin, ½ de menthe et ¼ de camomille.
- Versez 3 cuillères à soupe du mélange dans 1 litre d'eau bouillante. Couvrez et laissez infuser 10 minutes. Filtrez. Transvasez dans une Thermos pour que la tisane reste bien chaude.
- Ajoutez 15 gouttes de labrafil dans lesquelles vous aurez versé 3 gouttes d'essence de citron.

Buvez en 24 heures.

Jamais froid

Arpenter les marchés de Noël et faire les courses dans le froid, ça finit par geler jusqu'aux os. Avant de vous transformer en magnifique mais néanmoins inconfortable sculpture de glace, réagissez.

Plantes : cannelle + gingembre

Huile essentielle : thym à thujanol

- Dans un bocal, mélangez ½ de cannelle (écorce coupée menue) et ½ de gingembre (racine taillée en rondelles fines).
- Versez 2 cuillères à café du mélange dans une tasse d'eau bouillante. Couvrez et laissez infuser 15 minutes. Filtrez. Ajoutez 1 rondelle de citron bio, avec son écorce.

- Plongez dans la tasse 1 cuillère à café de miel dans laquelle vous aurez versé 1 goutte d'huile essentielle de thym à thujanol.

Buvez 1 tasse quand vous vous sentez frigorifié.

Tout schuss

Équation classique : montagne = neige + ski + courbatures. Pitié pour vos muscles ! Pour un meilleur confort, à boire avant de prendre le télésiège et de retour à la maison, faites appel aux professionnelles musculaires : les plantes.

Plantes : camomille allemande + reine-des-prés + verveine + romarin

Huile essentielle : genévrier

- Dans un bocal, mélangez 50 g de camomille allemande, 50 g de reine-des-prés, 30 g de verveine et 50 g de romarin.
- Versez 2 cuillères à café du mélange dans une tasse d'eau bouillante. Couvrez et laissez infuser 10 minutes. Filtrez.
- Plongez dans la tasse 1 cuillère à café de miel dans laquelle vous aurez versé 1 goutte d'huile essentielle de genévrier.

Buvez 1 tasse avant d'enfiler vos grosses chaussures et une tasse juste après les avoir retirées.

À CHAQUE PROBLÈME SA TISANE AROMATIQUE

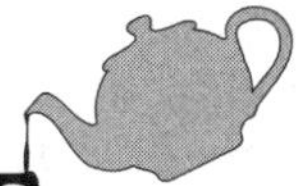

Acné

L'acné s'installe surtout à la puberté et embête principalement les adolescents, mais les adultes ne sont pas épargnés. Une production excessive d'hormones androgènes stimule les glandes sébacées responsables du film gras et protecteur sur la peau. Résultat : trop de gras, les pores se bouchent, empêchant un nettoyage et une élimination corrects. C'est le stade point noir. Lorsqu'il s'enflamme sous l'offensive de microbes, souvent des staphylocoques, le point noir devient un bouton. Les plantes, antiseptiques et régulatrices, représentent une solution antiacné de choix.

❀ ***Plantes : pensée sauvage + bardane***

♦ ***Huile essentielle : cannelle de Ceylan***

- Dans un bocal, mélangez ⅔ de pensée sauvage et ⅓ de bardane.
- Versez 1 cuillère à dessert dans 25 cl d'eau froide. Portez à ébullition, laissez bouillir 3 minutes, puis coupez le feu, couvrez et faites infuser

10 minutes. Ajoutez quelques feuilles de menthe en fin d'infusion, pour améliorer le goût (facultatif). Filtrez.

- Plongez dans la tasse ¼ de cuillère à café de miel (si possible de lavande) dans laquelle vous aurez versé 1 goutte d'huile essentielle de cannelle.

Buvez 3 tasses par jour, en cures de 20 jours.

Mon conseil en +

Appliquez 1 goutte d'huile essentielle d'arbre à thé sur chaque bouton, matin et soir juste après la toilette.

Acouphènes (bourdonnements d'oreille)

Les bourdonnements d'oreille gâchent la vie de plus de 5 millions de personnes en France. Avec des conséquences joyeuses : troubles du sommeil, nervosité, incapacité à se concentrer, voire vraie dépression pour certains malades. Atténuez-les grâce aux plantes, et apprenez à vivre avec ce « fond sonore » inaudible pour les autres, car il est très rare de parvenir à le faire totalement disparaître.

Plantes : pervenche + menthe + mélisse

Huile essentielle : non

- Dans un bocal, mélangez ⅓ de pervenche, ⅓ de menthe et ⅓ de mélisse.
- Versez 2 cuillères à café du mélange dans 25 cl d'eau bouillante. Couvrez et laissez infuser 10 minutes. Filtrez.

Buvez 3 à 4 tasses par jour entre les repas.

Mon conseil en +

Appliquez 1 goutte d'huile essentielle de niaouli sur un Coton-Tige, introduisez doucement dans l'oreille (pas trop profond surtout) 2 ou 3 fois par jour.

Aérophagie

Lorsqu'on avale trop d'air, celui-ci se retrouve «coincé» dans l'estomac, avec son cortège d'inconfort digestif et de douleurs gastriques. La plupart des personnes atteintes d'aérophagie sont très nerveuses, ont tendance à faire tout à toute vitesse, parlent trop en mangeant (souvent à toute vitesse aussi). Mais ces «poches d'air» concernent aussi tous les grands amateurs de liquides gazeux (bière, cidre, soda, eau minérale à bulles) et de chewing-gum. Y compris s'il s'agit d'ados pas nerveux, mais alors pas nerveux du tout du tout… Nous connaissons une femme qui consomme plus d'une vingtaine de chewing-gums par jour : pas une seconde dans la journée sans brouter. Impressionnant.

Plante : anis vert
Huile essentielle : non

- Versez 1 cuillère à café de semences d'anis vert dans 25 cl d'eau froide. Portez à ébullition, laissez bouillir 3 minutes, puis coupez le feu, couvrez et faites infuser 5 minutes.

Buvez 1 tasse après chaque repas « important » ou pris en vitesse.

Allaitement

Parfois, la maman manque de lait, et ne satisfait pas les besoins de son bébé. Plutôt que de renoncer à ce merveilleux moment de complicité, aussi important pour l'enfant que pour sa mère, misez sur les plantes galactogènes, qui augmentent la sécrétion de lait.

Plante : anis vert
Huile essentielle : fenouil doux

- Versez 1 cuillère à dessert d'anis vert dans 25 cl d'eau froide. Portez à ébullition, laissez bouillir 3 minutes, puis coupez le feu, couvrez et faites infuser 5 minutes. Filtrez.
- Plongez dans la tasse ¼ de cuillère à café de miel dans laquelle vous aurez versé 2 gouttes d'huile essentielle de fenouil.

Buvez 2 tasses par jour tant que vous souhaitez prolonger l'allaitement.

Allergie cutanée (eczéma, urticaire)

Les symptômes allergiques cutanés surviennent suite à un contact physique malheureux ou lorsque l'on tolère mal un aliment. Dans les deux cas, le corps réagit en exprimant sa détresse par la peau.

- Le mot *eczéma* signifie « bouillir » en grec. Effectivement, les patients disent tous la même chose : « Ça me gratte, là, sur les plaques sèches, aux coudes, aux genoux, sur le pied. J'ai des petites peaux comme si je pelais. » Si vous souffrez d'eczéma, vous avez probablement un terrain allergique (d'origines génétique et environnementale « mode de vie ») avec une tendance aussi au rhume des foins, à l'asthme ou aux crises d'urticaire.

- *L'urticaire* est une réaction cutanée inflammatoire dont la cause est interne (aliment par exemple) ou externe (contact avec un métal allergisant, une pommade...). Le corps réagit en produisant de l'histamine, un composé responsable d'importantes démangeaisons, et des plaques rouges s'étendent sur la peau, semblables à des piqûres d'ortie. Passez à la fois par la voie interne et la voie externe, pour être soulagé vite et durablement.

Plantes : cassis + bardane + plantain

Huile essentielle : camomille romaine

- Dans un bocal, mélangez ⅓ de cassis, ⅓ de bardane et ⅓ de plantain.
- Versez 1 cuillère à café du mélange dans 25 cl d'eau bouillante. Couvrez et laissez infuser 10 minutes. Filtrez.
- Plongez dans la tasse ¼ de cuillère à café de miel (de lavande si possible) dans laquelle vous aurez versé 2 gouttes d'huile essentielle de camomille romaine.

Buvez 2 à 3 tasses dans la journée pendant quelques jours, jusqu'à disparition totale des symptômes.

Mon conseil en +

Appliquez 2 gouttes d'huile essentielle de lavande aspic sur les zones réactives.

Voir aussi « Eczéma (hors allergie) » (p. 169) et « Psoriasis » (p. 211).

Allergie ORL

Voir « Rhume des foins » (p. 216).

Angine

C'est une inflammation de la gorge et des amygdales. Cette infection de l'oropharynx peut être d'origine bactérienne ou virale. Les plantes conseillées ci-après, apaisantes et antiseptiques, calment la douleur et empêchent l'infection de s'étendre.

- ***Plantes : ronce + réglisse***
- ***Huile essentielle : thym à thujanol ou marjolaine à thujanol***

- Dans un bocal, mélangez ⅔ de ronce et ⅓ de réglisse (voir mise en garde p. 95).
- Versez 2 cuillères à café du mélange dans 25 cl d'eau froide. Portez à ébullition, laissez frémir 3 minutes, puis coupez le feu. Couvrez et faites infuser 10 minutes. Filtrez.
- Plongez dans la tasse 1 cuillère à café de miel de thym dans laquelle vous aurez versé 1 goutte

d'huile essentielle de thym à thujanol ou de marjolaine à thujanol.

Buvez 3 tasses par jour pendant 2 ou 3 jours.

Mon conseil en +

Utilisez la même tisane que détaillée ci-dessus, mais en gargarismes, là encore 3 fois par jour. Vous pouvez ajouter à chaque fois du jus de citron pour un effet antiseptique encore plus prononcé. Mais attention, ça pique !

Angoisse, anxiété

L'angoisse est une préoccupation irrationnelle avec des manifestations telles que des palpitations, des sueurs, de l'agitation, des spasmes, des diarrhées.

L'anxiété est un sentiment de danger imminent et indéfinissable ; elle est fréquente avant une épreuve. Les recommandations ci-après apaisent l'ensemble de ces symptômes, ainsi que tout ce qui tourne autour des idées noires, du stress. Détendez-vous.

Plantes : aubépine + verveine officinale
Huile essentielle : marjolaine des jardins

- Dans un bocal, mélangez ½ d'aubépine et ½ de verveine.
- Versez 2 cuillères à café du mélange dans 25 cl d'eau bouillante. Couvrez et laissez infuser 5 minutes. Filtrez.
- Plongez dans la tasse ¼ de cuillère à café de miel (de lavande si possible) dans laquelle vous aurez

versé 1 goutte d'huile essentielle de marjolaine des jardins.

Buvez 2 à 3 tasses dans la journée.

Mon conseil en +

Appliquez 2 gouttes d'huile essentielle de bois de Hô (enfant) ou de marjolaine des jardins (adulte) sur le plexus solaire et les poignets que vous respirerez profondément.

Aphtes (et autres plaies de la bouche)

Aphtes, brûlures et coupures dans la bouche prennent toujours des proportions démesurées car la muqueuse buccale est très sensible. Le moindre petit aphte est ressenti comme une énorme ulcération, alors qu'il est, généralement, à peine visible à l'œil nu ! Par ailleurs, carrefour bactérien, la bouche s'autodésinfecte en permanence, mais une blessure, même minime, peut tout de même dégénérer, d'où l'importance de faire appel aux plantes antiseptiques buccales.

Infusion à utiliser en externe

Plante : sauge

Huile essentielle : giroflier

- Versez 1 cuillère à café de sauge dans 25 cl d'eau bouillante. Couvrez et laissez infuser 10 minutes. Filtrez.

- Ajoutez directement dans l'infusion 1 goutte d'huile essentielle de giroflier. Faites des bains de bouche prolongés, chauds ou froids, avec cette préparation.
- Renouvelez 3 fois dans la journée.

Mon conseil en +

Appliquez 1 goutte d'huile essentielle de laurier noble avec le doigt sur chaque aphte, 2 ou 3 fois par jour.

Appétit (manque)

Que les raisons soient physiques, médicales ou psychologiques, le manque d'appétit finit par menacer la santé et le bien-être. Lorsque l'on mange insuffisamment, le corps se défend moins bien, on maigrit excessivement. Vous pouvez compter sur le fenugrec et le gingembre pour vous redonner faim.

Plante : fenugrec
Huile essentielle : non

- Absorbez 1 cuillère à café de fenugrec tel quel avec une boisson. Il est réduit en farine, il suffit de l'avaler rapidement et de faire « passer le tout » en buvant immédiatement un verre d'eau ou de jus de fruits.
- Renouvelez 3 fois dans la journée, soit 1 fois avant chaque repas. Si cette méthode ne vous convient pas, versez votre cuillère de fenugrec dans le potage et avalez-le ainsi, en soupe, pendant le repas.

Mon conseil en +

Déposez 1 goutte d'huile essentielle de gingembre sur un comprimé neutre, et absorbez 3 fois dans la journée, soit 1 fois avant chaque repas (juste après le fenugrec par exemple).

Et

Mettez 1 pincée de cannelle dans ce que vous mangez, à chaque repas si possible. Par exemple 1 pincée sur 1 yaourt le matin, du riz le midi, une salade de fruits le soir, etc.

Articulations douloureuses (arthrite, arthrose)

L'arthrite correspond à une inflammation d'une ou de plusieurs articulations. Elle provoque des douleurs, une raideur matinale caractéristique (on ne peut pas « sortir du lit »), des gonflements et déformations des articulations touchées, puis une perte fonctionnelle articulaire progressive. Elle peut être provoquée par une infection (arthrite infectieuse), une maladie auto-immune (polyarthrite rhumatoïde) ou métabolique (dépôts d'acide urique).

Tout autre chose est *l'arthrose*, maladie chronique dégénérative, non inflammatoire. Avec ses sensations de tension et de raideur au niveau des articulations, elle résulte d'une usure, puis d'une destruction lente du cartilage, d'une altération de la synoviale (le tissu qui tapisse l'intérieur des articulations) et de l'os en dessous. Liée à l'âge, aux traumatismes, à de mauvaises postures prolongées/

répétées, à l'obésité, elle touche spécialement les hanches et les genoux.

Plantes : cassis + reine-des-prés + menthe
Huile essentielle : basilic exotique

- Dans un bocal, mélangez ⅓ de cassis, ⅓ de reine-des-prés et ⅓ de menthe.
- Versez 2 cuillères à café du mélange dans 25 cl d'eau bouillante. Couvrez et laissez infuser 10 minutes. Filtrez.
- Plongez dans la tasse ¼ de cuillère à café de miel dans laquelle vous aurez versé 1 goutte d'huile essentielle de basilic exotique.
- Buvez 3 tasses par jour pendant 4 ou 5 jours ou plus.

Mon conseil en +

Dans un flacon, mélangez 5 ml d'huile essentielle de gaulthérie et 25 ml d'huile végétale d'arnica. Appliquez quelques gouttes de cette préparation localement, en massages doux et prolongés, 2 à 3 fois par jour.

Asthme

Maladie chronique des voies respiratoires, l'asthme se traduit par une forte gêne à l'expiration, comme si l'on supportait un énorme poids sur la poitrine. L'expiration se fait très mal, par contrecoup l'inspiration aussi, et l'asthmatique respire difficilement, voire, lorsque l'essoufflement atteint son paroxysme, plus du tout. Les bronches sont obstruées, la respiration fortement ralentie et bruyante (sifflante), avec une sensation d'étouffement très angoissante. Les plantes recommandées ici sont très efficaces pour calmer et prévenir les crises d'asthme, de même que pour les espacer (traitement de fond). Mais elles ne remplacent pas votre « pschitt », lequel en revanche ne soigne rien du tout : il ne fait que libérer les bronches (traitement du symptôme). Or, il est nécessaire d'équilibrer votre asthme, d'une manière ou d'une autre.

Plantes : cassis + thym
Huile essentielle : khella

- Dans un bocal, mélangez ½ de cassis et ½ de thym.
- Versez 1 cuillère à café du mélange dans 25 cl d'eau bouillante. Couvrez et laissez infuser 10 minutes. Filtrez.
- Plongez dans la tasse ¼ de cuillère à café de miel dans laquelle vous aurez versé 1 goutte d'huile essentielle de khella.

Buvez 2 à 3 tasses dans la journée, entre les repas.

Ballonnements

Voir « Aérophagie » (p. 139).

Beauté des phanères (peau, ongles, cheveux)

Une belle peau, de jolis ongles, des cheveux brillants et souples, ce n'est possible qu'à condition de leur apporter suffisamment de « matière première » pour leur construction et leur embellissement. En voilà, de la matière première.

Plantes : prêle + menthe
Huile essentielle : non

- Dans un bocal, mélangez ½ de menthe et ½ de prêle.
- Versez 3 cuillères à soupe du mélange dans 1 litre d'eau bouillante. Couvrez et laissez frémir pendant 10 minutes. Filtrez.

Buvez 2 tasses par jour, sucrées au miel.

Bouffées de chaleur

Les bouffées de chaleur, classiques à la ménopause, surviennent indifféremment de jour comme de nuit, gâchant la vie quotidienne et le sommeil. Elles peuvent être soulagées et espacées avec des plantes et des huiles essentielles aux propriétés « hormone-like » (« comme nos hormones »), qui aident à réguler le système hormonal très déséquilibré à cette période de la vie.

Plantes : sauge officinale + aubépine
Huile essentielle : sauge sclarée

- Dans un bocal, mélangez ⅔ de sauge officinale et ⅓ d'aubépine.
- Versez 2 cuillères à café du mélange dans 25 cl d'eau bouillante. Couvrez et laissez infuser 10 minutes. Filtrez.
- Plongez dans la tasse ¼ de cuillère à café de miel dans laquelle vous aurez versé 1 goutte d'huile essentielle de sauge sclarée.

Buvez 2 à 3 tasses par jour, en cures de 20 jours.

Bronchite

La bronchite est une inflammation des bronches avec sécrétion excessive de mucus. Secondaire à une infection des voies aériennes supérieures, comme un gros rhume par exemple, elle se manifeste par le biais de toux grasse (productive) : on tousse, on crache. La tisane et l'application conseillées sur cette page aident à fluidifier et éliminer les sécrétions bronchiques et à prévenir la surinfection.

Plantes : eucalyptus + thym
Huile essentielle : origan compact

- Dans un bocal, mélangez ½ d'eucalyptus et ½ de thym.
- Versez 2 cuillères à café du mélange dans 25 cl d'eau bouillante. Couvrez et laissez infuser 10 minutes. Filtrez.

- Plongez dans la tasse ¼ de cuillère à café de miel (si possible de thym ou de romarin) dans laquelle vous aurez versé 1 goutte d'huile essentielle d'origan compact.
- Buvez 1 tasse avant les 3 repas en cures de 10 jours.

Mon conseil en +

Étalez 2 gouttes d'huile essentielle de ravintsara sur le thorax et le dos, 4 fois par jour.

Brûlures à l'estomac

L'inflammation de la muqueuse de l'estomac conduit parfois à des douleurs si intenses qu'on ne sait plus comment « apaiser le feu ». C'est le cas des gastrites comme de l'ulcère, ou même des brûlures ponctuelles consécutives à un repas trop gras ou chargé. Plus l'estomac doit fabriquer d'acides pour digérer, plus il risque d'en souffrir… Retrouvez vite la paix gastrique grâce aux plantes.

Plantes : guimauve + réglisse
Huile essentielle : basilic exotique

- Dans un bocal, mélangez ½ de guimauve et ½ de réglisse (voir mise en garde p. 95).
- Versez 2 cuillères à café du mélange dans 25 cl d'eau froide. Portez à ébullition, laissez bouillir 5 minutes, puis coupez le feu, couvrez et faites infuser 10 minutes. Filtrez.

- Plongez dans la tasse 1 cuillère à café de miel (si possible de lavande) dans laquelle vous aurez versé 2 gouttes d'huile essentielle de basilic.

Buvez 1 tasse 3 fois par jour, entre les repas.

Calculs urinaires ou biliaires

Les coliques néphrétiques (lithiase urinaire) ou hépatiques résultent de la concrétion de divers éléments présents dans le corps, comme des minéraux, des déchets, des acides. Les minuscules agrégats grossissent et finissent par devenir de petits, puis de gros « cailloux », lesquels risquent de se « bloquer » dans les voies urinaires (ou biliaires). Douleurs insupportables à prévoir pour les premières, nausées et mal-être important et permanent pour les secondes. Il faut éliminer, évacuer, surtout si vous vous y savez régulièrement sujet : prenez les devants grâce aux tisanes « nettoyeuses ».

Plante : aubier de tilleul du Roussillon

Huile essentielle : non

- Mettez 3 ou 4 bâtonnets d'aubier de tilleul du Roussillon et 1 litre d'eau dans une casserole. Couvrez, portez à ébullition puis ramenez à feu doux pendant 20 minutes, jusqu'à réduction du volume à ¾ de litre environ. Retirez les bâtons, versez dans une Thermos, ajoutez le jus de 1 citron et buvez tout au long de la journée.
- Recommencez chaque jour, en cure de 15 à 20 jours, surtout en période « critique ».

Mon conseil en +

Étalez 2 gouttes d'huile essentielle de basilic exotique sur la peau au niveau des reins (si calcul urinaire) ou du foie et des intestins (si calcul biliaire), 4 fois par jour. Massez lentement.

Remarques :

- **La colique néphrétique** découle de la migration d'un calcul (caillou) dans le canal de l'uretère, situé entre les reins et la vessie. Les douleurs spasmodiques sont très intenses. *Facteurs favorisants :* les secousses, les efforts physiques intenses, la déshydratation (été, fortes chaleurs), les longs voyages en voiture.
- **La colique hépatique** est une crise douloureuse aiguë due à un calcul (constitué en partie par du cholestérol) qui bouche les canaux biliaires. *Facteurs favorisants :* les repas copieux, riches en graisses et en alcool, le stress.

Cancer (accompagnement du traitement)

Pour vous aider à mieux supporter le traitement et à renforcer les défenses naturelles de votre corps, vous pouvez avoir recours au lapacho.

Plante : lapacho

Huile essentielle : ravintsara

- Versez 2 cuillères à soupe de lapacho dans 1 litre d'eau froide. Couvrez, portez à ébullition et laissez bouillir 10 minutes. Filtrez.

- Buvez 8 tasses par jour (pensez éventuellement à la Thermos pour vous simplifier la vie).
- Plongez dans chaque tasse ¼ de cuillère à café de miel dans lequel vous aurez versé 1 goutte d'huile essentielle de ravintsara.
- Faites une cure une semaine sur deux, pendant 2 ou 3 mois de suite.

Cellulite

La cellulite touche principalement les zones classiques fesses-hanches-genoux, mais le haut du corps (bras, ventre…) n'est pas épargné. Elle se manifeste par un aspect « peau d'orange », résultant d'un mélange de graisse, de toxines et d'eau « coincé » dans les endroits cellulitiques. Due à un système assimilation/élimination défectueux placé sous le signe de la génétique (si maman avait de la cellulite, vous risquez fort, d'avoir la même, aux mêmes endroits), l'hygiène de vie joue aussi beaucoup sur son apparition et son aggravation. Sédentarité + stress + mauvaise posture + troubles digestifs, hormonaux et circulatoires constituent le cocktail « idéal » pour la faire « flamber ».

Plante : thé vert
Huile essentielle : citron

- Versez 1 cuillère à café ou 1 sachet de thé vert dans 25 cl d'eau bouillante. Couvrez et laissez infuser 3 à 10 minutes. (Plus vous attendez, plus le thé sera amer mais chargé en composés utiles, tant pour la santé que contre la cellulite.) Filtrez.

- Plongez dans la tasse ¼ de cuillère à café de miel dans laquelle vous aurez versé 1 goutte d'essence de citron. Ajoutez enfin le jus de ½ citron par tasse.
- Buvez 1 tasse 3 fois par jour, plutôt avant 16 heures si vous avez des difficultés à vous endormir le soir.

Mon conseil en +

Dans un flacon de 30 ml, mélangez 5 ml d'huile essentielle de cyprès de Provence, 5 ml d'huile essentielle de genévrier, 20 ml d'huile végétale de calophylle. Appliquez quelques gouttes de ce mélange localement, en massages actifs prolongés, avant ou après la douche, 1 à 2 fois par jour.

Cheveux (chute partielle ou totale)

Les chutes de cheveux dites *« réactionnelles »* sont particulièrement courantes chez les femmes. Elles sont dues au stress, à un mauvais traitement capillaire, des shampooings inadaptés, des abus de colorations, une grossesse, le port de casque de moto, la pollution, le tabagisme… Il y a aussi la chute de cheveux *« génétique »* (si papa les perdait en masse, fiston fera de même, au même âge et au même endroit), celle liée à des *maladies* (dermite séborrhéique, psoriasis, hypothyroïdie, métabolisme hormonal androgénique perturbé, prise de médicaments…). Et, bien sûr, l'âge intervient, puisque nous disposons d'un « capital capillaire » à ne pas gaspiller.

Notre macération de plantes aide le cheveu à allonger sa durée de vie, et assainit le cuir chevelu, permettant ainsi de mieux nourrir la chevelure.

La macération de plantes « à appliquer »

❋ ***Plantes : ortie piquante + romarin***
♦ ***Huile essentielle : non***

- Dans un bocal, mélangez ½ d'ortie et ½ de romarin.
- Versez 2 cuillères à soupe du mélange dans 1 litre d'eau-de-vie. Laissez macérer 15 jours au soleil. Agitez tous les jours. Filtrez.
- Prélevez une petite quantité pour faire une friction du cuir chevelu, matin et soir pendant 3 mois.

Mon conseil en +

Plus tôt vous attaquerez vos soins, meilleur sera le résultat : lorsqu'il n'y a plus de cheveux, n'en espérez rien.

Cœur (protection, palpitations...)

La tisane d'aubépine est recommandée dans les cas de troubles légers du rythme cardiaque, palpitations, insuffisance cardiaque, douleurs cardiaques fonctionnelles, vieillissement du cœur, angine de poitrine. Elle peut très bien compléter un traitement médical le cas échéant.

Plante : aubépine
Huile essentielle : non

- Versez 2 cuillères à café d'aubépine dans 15 cl d'eau bouillante. Couvrez et laissez infuser 5 à 10 minutes. Filtrez.

Buvez 3 à 4 tasses par jour, pendant 6 semaines.

Colite

La colite est une inflammation du côlon, avec son cortège de douleurs et d'inconforts. Ses principales causes, avec pour certaines personnes une prédominance nette de l'une ou de l'autre :

1. *la fermentation :* trop de glucides (pain, pâtes, riz, pommes de terre…) dans l'assiette, qui fermentent naturellement ;

2. *la putréfaction,* avec alternance de diarrhées et de constipation : trop de protéines animales (excès de viande, d'œufs, de fromage…) ;

3. *l'infection :* salmonellose, typhoïde, shigella… ;

4. *les traitements antibiotiques,* facilitant l'installation des staphylocoques et des mycoses car ces médicaments désorganisent la flore intestinale.

Plantes : myrtille (baies) + menthe
Huile essentielle : cannelle de Ceylan

- Dans un bocal, mélangez ⅔ de myrtilles et ⅓ de menthe.

- Versez 2 cuillères à café du mélange dans 25 cl d'eau bouillante. Laissez frémir 5 minutes, puis coupez le feu. Couvrez et faites infuser 5 minutes. Filtrez.
- Plongez dans la tasse 1 cuillère à café de miel (si possible de thym) dans laquelle vous aurez versé 1 goutte d'huile essentielle de cannelle de Ceylan.

Buvez 3 ou 4 tasses par jour.

Mon conseil en +

Appliquez 2 gouttes d'huile essentielle de basilic exotique sur la peau au niveau du ventre, 2 à 3 fois par jour. Massez lentement.

Conjonctivite

La conjonctivite est une inflammation de la conjonctive, membrane transparente qui recouvre la face interne des paupières. Elle peut être virale, bactérienne, parasitaire ou allergique. Même si elle est très gênante (on a l'impression d'avoir du sable dans l'œil, et/ou il démange, et rougit d'autant plus qu'on le frotte énergiquement, ce qu'il ne faut évidemment pas faire), elle est presque toujours bénigne. Retrouvez un excellent confort oculaire grâce à la camomille.

L'infusion « à appliquer »

- ***Plante : camomille***
- ***Huile essentielle : non***

- Versez 2 cuillères à café de camomille dans 10 cl d'eau bouillante. Laissez frémir 1 minute. Coupez le feu, couvrez et laissez infuser 10 minutes. Filtrez. Laissez refroidir.
- Faites 2 ou 3 bains d'yeux par jour avec une œillère (en pharmacie) ou des compresses.

Constipation

La constipation correspond au ralentissement du transit intestinal. On considère qu'une personne est constipée lorsqu'elle se rend moins de trois fois par semaine à la selle. En cause, soit une contracture intestinale insuffisante (constipation atonique), soit au contraire un excès de cette contracture (constipation spasmodique). La constipation accompagne (ou provoque) presque toujours une colite (inflammation du côlon). Si les laxatifs irritants en général sont à éviter, y compris sous forme de plantes, certaines d'entre elles possèdent une action laxative très douce, au contraire, fortement recommandée, en usage ponctuel.

Le + efficace

Plante : psyllium
Huile essentielle : non

- Versez 4 cuillères à soupe de graines de psyllium dans 20 cl d'eau froide. Laissez gonfler. Absorbez 1 fois par jour.

La tisane

Plantes : chicorée + romarin
Huile essentielle : gingembre

- Dans un bocal, mélangez ½ de chicorée et ½ de romarin.
- Versez 2 cuillères à café du mélange dans 25 cl d'eau bouillante. Couvrez et laissez infuser 10 minutes. Filtrez.
- Plongez dans la tasse 1 cuillère à café de miel dans laquelle vous aurez versé 1 goutte d'huile essentielle de gingembre.

Buvez 1 ou 2 tasses par jour.

Convalescence

Après une maladie éprouvante, qu'il s'agisse d'une bonne grippe ou d'une pathologie longue ayant nécessité une hospitalisation, la période de convalescence est très importante. Le corps se remet doucement, reprend des forces. Ne négligez pas ce moment très particulier, aidez votre organisme à récupérer et à se reconstituer des réserves d'énergie.

Plantes : sauge + thym + romarin
Huile essentielle : citron

- Dans un bocal, mélangez ⅓ de sauge, ⅓ de thym et ⅓ de romarin.
- Versez 2 cuillères à café du mélange dans 25 cl d'eau bouillante. Couvrez et laissez infuser 10 minutes. Filtrez.
- Plongez dans la tasse 1 cuillère à café de miel (si possible de thym ou de romarin) dans laquelle vous aurez versé 1 goutte d'essence de citron + 1 cuillère à café de poudre d'acérola.

Buvez 3 tasses par jour, en cure de 20 jours.

Couperose

La couperose correspond à une dilatation des petits vaisseaux du visage. Elle concerne surtout les femmes de 30 à 50 ans, dont la peau fine, claire et fragile est le terrain d'expression favori des troubles circulatoires. Les rougeurs apparaissent à la faveur d'émotions fortes, des aléas climatiques (grand froid/chaleur étouffante), de la consommation de certains aliments et boissons, et, enfin, de la grossesse. Si vous avez une tendance à la couperose, concentrez toute votre énergie sur la prévention : comme souvent, il est plus facile de prévenir que de guérir…

Plantes : menthe + vigne rouge
Huile essentielle : cyprès de Provence

- Dans un bocal, mélangez ½ de menthe et ½ de vigne rouge.
- Versez 2 cuillères à café du mélange dans 25 cl d'eau bouillante. Couvrez et laissez infuser 10 minutes. Filtrez.
- Plongez dans la tasse 1 cuillère à café de miel dans laquelle vous aurez versé 1 goutte d'huile essentielle de cyprès.

Buvez 2 tasses par jour.

Mon conseil en +

Mélangez bien 1 goutte d'huile essentielle d'hélichryse italienne à chaque dose de crème de jour et de nuit (soit 2 gouttes par jour).

Crohn (maladie de)

La maladie du Crohn est une inflammation du tube digestif, surtout au niveau du grêle et du côlon. Il s'agit d'une maladie chronique, d'origine multifactorielle, provoquant des diarrhées (pouvant durer plusieurs mois), souvent une mauvaise assimilation des aliments, donc une perte de poids et un état général un petit peu fragile, le tout sur fond de fatigue très intense. Pour apaiser les crises (les « poussées ») et rallonger les moments de rémission, la camomille matricaire est fortement recommandée.

Plante : camomille matricaire
Huile essentielle : basilic exotique

- Versez 2 cuillères à café de camomille matricaire dans 25 cl d'eau bouillante. Couvrez et laissez infuser 5 minutes. Filtrez.
- Plongez dans la tasse 1 cuillère à café de miel dans laquelle vous aurez versé 1 goutte d'huile essentielle de basilic exotique.

Buvez 2 à 3 tasses par jour.

Cystite

L'inflammation de la vessie est due à la colonisation des lieux par des bactéries. Résultat : une envie quasi permanente d'uriner et des brûlures caractéristiques au moment où l'on finit par se rendre aux toilettes, comme si des petites lames de rasoir cisaillaient les voies urinaires. Triple objectif des soins : éliminer les bactéries, apaiser la douleur, calmer l'inflammation. Un rôle sur mesure pour la busserole et l'huile essentielle de sarriette.

Plante : busserole
Huile essentielle : sarriette des montagnes

- Versez 2 cuillères à café de busserole dans 25 cl d'eau froide. Portez à ébullition puis laissez bouillir 3 minutes. Coupez le feu, couvrez et faites infuser 10 minutes. Filtrez.

- Plongez dans la tasse ½ cuillère à café de miel dans laquelle vous aurez versé 1 goutte d'huile essentielle de sarriette des montagnes.

Buvez 3 tasses par jour pendant 1 semaine.

Mon conseil en + (prévention)

Si vous êtes régulièrement sujette aux cystites, comme de nombreuses femmes, nous vous recommandons l'EPS de cranberry, à raison de 1 cuillère à café dans un verre d'eau, chaque jour en prévention. Il n'y a pas plus efficace pour éviter les récidives. En revanche, la cranberry ne soigne pas la cystite une fois installée.

Déprime, dépression

Quand on ne se sent vraiment pas bien, que le mal-être et le blues prennent le dessus, qu'on a beau lutter contre la tristesse, elle vous recouvre implacablement de son linceul terne et gris, mieux vaut confier son mal-être aux plantes. Intégrées dans une stratégie « hygiène de vie » basée sur une meilleure alimentation, davantage de sorties, d'activité physique, de sommeil réparateur, cela suffit généralement pour venir à bout de la majorité des déprimes et des petites dépressions.

La macération «maison»

- ***Plante : gentiane***
- ***Huile essentielle : verveine citronnée ou angélique***

- Versez 2 cuillères à dessert de racines de gentiane dans 1 litre d'eau froide. Couvrez et laissez macérer 12 heures. Filtrez.
- Plongez dans chaque tasse ½ cuillère à café de miel (pour contrer un peu l'amertume de la gentiane) dans laquelle vous aurez versé 1 goutte d'huile essentielle de verveine citronnée ou d'angélique.
- Buvez votre litre dans la journée, entre les repas, en plusieurs tasses tiédies si vous le souhaitez (plus agréable). Faites une cure de 20 jours.

Mon conseil en +

Nous vous recommandons également l'EPS de millepertuis ou de griffonia : 1 cuillère à café dans un verre d'eau, chaque jour, matin ou soir.

Diabète

Si vous êtes diabétique, votre médecin vous a certainement expliqué que vos cellules ne répondaient pas ou mal à l'insuline, l'hormone chargée de distribuer le sucre à nos organes. Résultat : trop de sucre dans le sang, et pas assez dans les cellules. Certaines plantes peuvent vous aider à équilibrer votre glycémie (taux de sucre sanguin) et à lutter contre la résistance à l'insuline. Attention : elles ne remplacent en aucun cas un traitement antidiabète si votre médecin le juge nécessaire.

Plantes : bardane + olivier + menthe
Huile essentielle : géranium Bourbon

- Dans un bocal, mélangez ½ de bardane, ¼ d'olivier et ¼ de menthe.
- Versez 2 cuillères à café du mélange dans 25 cl d'eau froide. Portez à ébullition, laissez bouillir 5 minutes. Coupez le feu, couvrez et faites infuser 5 minutes. Filtrez.
- Plongez dans la tasse 10 gouttes de labrafil (1) dans lesquelles vous aurez versé 1 goutte d'huile essentielle de géranium bourbon.

Buvez 3 tasses par jour en cures de 20 jours. Arrêtez 10 jours. Recommencez. Etc.

(1) *Rappel :* le labrafil (dispersant) est un produit disponible en pharmacie pour solubiliser les huiles essentielles dans l'eau (et les tisanes) sans pour autant recourir au sucre ou au miel, déconseillés en trop forte quantité aux diabétiques comme vous le savez.

Mon conseil en +

Les conseils de cette page concernent exclusivement les diabétiques de type 2, non insulinodépendants.

Diarrhée

La diarrhée est en quelque sorte l'inverse de la constipation : le transit intestinal est très accéléré, avec ou sans douleurs. Cette précipitation vient généralement soit du stress, soit d'un microbe quelconque (germe, virus, parasite, champignon). Calmez transit et spasmes à l'aide de notre tisane, très efficace pour faire cesser les diarrhées tout en renouvelant l'eau et les sels minéraux « perdus ».

- ***Plantes : myrtilles (baies) + noyer + menthe***
- ***Huile essentielle : cannelle de Chine ou de Ceylan***

- Dans un bocal, mélangez ⅓ de myrtilles, ⅓ de noyer et ⅓ de menthe.
- Versez 2 cuillères à café du mélange dans 25 cl d'eau bouillante. Faites bouillir 5 minutes. Coupez le feu, couvrez et laissez infuser 5 minutes. Filtrez.
- Plongez dans la tasse ¼ de cuillère à café de miel dans laquelle vous aurez versé 1 goutte d'huile essentielle de cannelle.
- Buvez 3 à 4 tasses par jour jusqu'à cessation des diarrhées.

Digestion lente

Paresse digestive, digestion lente et pénible, ballonnements, aérophagie, somnolence après le repas ? Nous avons ce qu'il vous faut.

❀ ***Plantes : menthe + mélisse***
♦ ***Huile essentielle : citron***

- Dans un bocal, mélangez ½ de menthe et ½ de mélisse.
- Versez 2 cuillères à café du mélange dans une tasse d'eau bouillante. Couvrez et laissez infuser 10 minutes. Filtrez.
- Plongez dans la tasse ¼ de cuillère à café de miel dans laquelle vous aurez versé 1 goutte d'essence de citron.

☕ Buvez 1 tasse après un repas lourd.

Diurétique

Plusieurs maladies nécessitent d'augmenter l'élimination urinaire. Par exemple les œdèmes ou l'hypertension artérielle. Certaines plantes sont spécialisées dans ce domaine, et permettent d'uriner plus et mieux sans pour autant mettre en danger l'organisme.

❀ ***Plantes : asperge + thé vert + menthe***
♦ ***Huile essentielle : non***

- Dans un bocal, mélangez ½ d'asperge, ¼ de thé vert et ¼ de menthe.
- Versez 2 cuillères à café du mélange dans 25 cl d'eau bouillante. Faites bouillir 5 minutes. Coupez le feu, couvrez et laissez infuser 5 minutes. Filtrez.

☕ Buvez 1 tasse chaque jour.

Douleurs articulaires – prévention (raideurs, «mal partout»)

Les douleurs articulaires peuvent avoir de multiples origines, de l'arthrite à l'arthrose en passant par le sport ou même la grippe. Leur point commun : elles font mal. Notre tisane est un draineur et un antidouleur 5 étoiles, ne vous en privez surtout pas, quel que soit votre éventuel traitement médical anti-rhumatismal par ailleurs.

Pour éviter les crises

- ***Plantes : menthe + reine-des-prés***
- ***Huile essentielle : genévrier***

- Dans un bocal, mélangez ½ de menthe et ½ de reine-des-prés.
- Versez 2 cuillères à café du mélange dans une tasse d'eau bouillante. Couvrez et laissez infuser 10 minutes. Filtrez.
- Plongez dans la tasse ¼ de cuillère à café de miel dans laquelle vous aurez versé 1 goutte d'huile essentielle de genévrier.

Buvez 1 tasse par jour, en cure de 8 jours par mois.

Voir aussi «Rhumatismes (crise)» (p. 214).

Eczéma (hors allergie)

Les plaques d'eczéma sont des irritations de la peau, rouge et enflammée par endroits. Elles sont accompagnées de démangeaisons, un petit peu comme des brûlures. La synergie de plantes à prendre en interne et en externe est particulièrement efficace. Les conseils de cette page conviennent aussi en cas de dartres.

Plantes : menthe + bardane + pensée sauvage
Huile essentielle : citron

- Dans un bocal, mélangez ⅓ de menthe, ⅓ de bardane et ⅓ de pensée sauvage.
- Versez 2 cuillères à café du mélange dans une tasse d'eau bouillante. Couvrez et laissez infuser 10 minutes. Filtrez.
- Plongez dans la tasse ¼ de cuillère à café de miel (si possible de lavande) dans laquelle vous aurez versé 1 goutte d'essence de citron.

Buvez 2 tasses par jour.

En externe

Plantes : camomille + lavande
Huile essentielle : géranium d'Égypte

- Dans un bocal, mélangez ½ de camomille et ½ de lavande.
- Versez 2 cuillères à café du mélange dans une tasse d'eau bouillante. Couvrez et laissez infuser 5 minutes. Filtrez. Laissez refroidir.
- Plongez dans la tasse 10 gouttes de labrafil dans lesquelles vous aurez versé 1 goutte d'huile essentielle de géranium d'Égypte.

- Appliquez en tamponnant doucement les zones atteintes avec un linge ou un coton propre imbibé de cette infusion, 2 à 3 fois par jour.

Voir aussi « Allergie cutanée » (p. 140).

Effet prébiotique

Les prébiotiques aident à développer notre propre flore bactérienne intestinale. Cette flore, à condition d'être en bon état, est garante de notre santé et de notre bien-être, elle est même responsable de près de 80 % de notre immunité ! Une cure de tisane à effet prébiotique est recommandée pour rééquilibrer la flore et aider les probiotiques (bactéries amies) dans leur travail. Elle est vivement conseillée si vous prenez ou venez de prendre des antibiotiques, sortez d'une période spécialement épuisante, souffrez de mycoses à répétition, de troubles digestifs chroniques.

Plante : chicorée
Huile essentielle : verveine citronnée

- Versez 100 g de racines de chicorée (pas de la Ricoré !) dans 1 litre d'eau froide. Portez à ébullition, couvrez puis laissez bouillir 10 minutes. Filtrez.
- Plongez dans la tasse ¼ de cuillère à café de miel (pour atténuer l'amertume de la chicorée) dans laquelle vous aurez versé 1 goutte d'huile essentielle de verveine citronnée.

Buvez 2 à 3 tasses par jour.

Enfant agité

Lorsque c'est la croix et la bannière pour aller coucher un enfant visiblement crevé mais qui ne veut rien entendre, alors même qu'il a passé une journée à 200 à l'heure, épuisant tout son entourage… et que le même scénario se répète chaque jour…

Plante : aubépine
Huile essentielle : mandarine

- Versez 1 cuillère à café d'aubépine dans une tasse d'eau bouillante. Couvrez et laissez infuser 5 minutes. Filtrez.
- Plongez dans la tasse ½ cuillère à café de miel (si possible de lavande) dans laquelle vous aurez versé 1 goutte d'essence de mandarine.
- Faites boire à l'enfant 1 tasse dans l'après-midi et 1 tasse après le dîner.

Énurésie (pipi au lit)

Cette tisane fait merveille si le pipi au lit de la nuit est causé par un problème d'ordre psychologique, par exemple l'arrivée d'un petit frère ou d'une petite sœur, des soucis à l'école, entre les parents ou un déménagement en vue.

Plantes : ortie piquante + verveine + prêle
Huile essentielle : cyprès de Provence

- Dans un bocal, mélangez ⅓ d'ortie, ⅓ de verveine et ⅓ de prêle.

- Versez 2 cuillères à café du mélange dans une tasse d'eau bouillante. Couvrez et laissez infuser 10 minutes. Filtrez.
- Plongez dans la tasse ¼ de cuillère à café de miel dans laquelle vous aurez versé 1 goutte d'huile essentielle de cyprès de Provence.

Faites boire à l'enfant 1 tasse le matin et une autre vers 16 heures.

Extinction de voix

Le bon vieil enrouement classique, bien connu des orateurs, chanteurs, fumeurs aussi... L'extinction de voix trahit une inflammation du larynx et de la trachée. Apaisez-la grâce aux tisanes et gargarismes, efficaces et tout en douceur.

Plantes : aigremoine + ronce + réglisse
Huile essentielle : cyprès de Provence

- Dans un bocal, mélangez ⅓ d'aigremoine, ⅓ de ronce et ⅓ de réglisse (voir mise en garde p. 95).
- Versez 2 cuillères à café du mélange dans 1 tasse d'eau bouillante. Couvrez et laissez infuser 5 minutes. Filtrez.
- Plongez dans la tasse ¼ de cuillère à café de miel (si possible de romarin ou de thym) dans laquelle vous aurez versé 1 goutte d'huile essentielle de cyprès de Provence.

Buvez 3 tasses par jour pendant 48 heures.

Mon conseil en +

Versez 1 goutte d'huile essentielle de cyprès de Provence dans un verre d'eau tiède. Faites des gargarismes 2 à 4 fois par jour.

Fatigue (physique et intellectuelle)

La tisane proposée ci-dessous couvre toute la gamme de « fatigues » possibles, de la petite faiblesse passagère à l'épuisement complet, souvent psychique plus que physique. Hop hop hop !

Plantes : romarin + thym
Huile essentielle : origan compact

- Dans un bocal, mélangez ½ de romarin et ½ de thym.
- Versez 2 cuillères à café du mélange dans une tasse d'eau bouillante. Couvrez et laissez infuser 5 minutes. Filtrez.
- Plongez dans la tasse ¼ de cuillère à café de miel dans laquelle vous aurez versé 1 goutte d'huile essentielle d'origan compact.

Buvez 2 tasses par jour, en cure de 10 jours à prolonger si nécessaire.

Mon conseil en +

Appliquez 2 gouttes d'huile essentielle d'épinette noire sur la peau, dans la région des reins, le matin après la toilette.

Fièvre

La température monte ! Réaction naturelle et normale de l'organisme, le plus souvent face à un agent infectieux qu'il s'agit de neutraliser, la fièvre est salutaire dans une certaine limite. Quand elle dure trop longtemps, ou grimpe trop haut, il faut la calmer. C'est le rôle de notre tisane, qui aide également la fièvre dans son travail d'extermination microbienne tout en apaisant ses effets secondaires désagréables, comme les courbatures ou les maux de tête.

❄ ***Plantes : gingembre + reine-des-prés***
♦ ***Huile essentielle : bois de Hô ou niaouli***

- Dans un bocal, mélangez ½ de gingembre et ½ de reine-des-prés. Si vous utilisez du gingembre frais, coupez-le menu.
- Versez 2 cuillères à café du mélange dans une tasse d'eau bouillante. Couvrez et laissez infuser 10 minutes. Filtrez.
- Plongez dans la tasse 1 cuillère à café de miel dans laquelle vous aurez versé 1 goutte d'huile essentielle de bois de Hô (pour les enfants) ou ¼ de cuillère à café de miel avec 1 goutte d'huile essentielle de niaouli (pour les adultes).

☕ Buvez 2 à 3 tasses jusqu'à ce que la température redescende.

Foie fatigué

Langue chargée, goût amer dans la bouche, pas d'appétit, état plus ou moins nauséeux : votre foie réclame de l'aide. Surtout si ces symptômes s'accompagnent d'autres signes eux aussi très évocateurs, tels qu'une constipation soudaine, des migraines après les repas, une fatigue au lever, un teint terne et, bien sûr, un dysfonctionnement hépatique ou biliaire. Tilleul, romarin et citron ne font qu'une bouchée de ce problème.

❀ ***Plante : aubier de tilleul du Roussillon***
♦ ***Huile essentielle : citron***

- Mettez 3 ou 4 bâtonnets d'aubier de tilleul du Roussillon et 1 litre d'eau dans une casserole. Portez à ébullition, couvrez puis ramenez à feu doux pendant 20 minutes, jusqu'à réduction du volume à ¾ de litre environ. Retirez les bâtons, versez dans une Thermos.
- Ajoutez le jus de 1 citron (ou 2 gouttes d'essence de citron dans 1 cuillère à café de miel).

☕ Buvez tout au long de la journée. Recommencez chaque jour, en cures de 15 à 20 jours, surtout en période « critique ».

Ou

Plante : romarin

Huile essentielle : non

- Versez 2 cuillères à café de romarin dans ¼ de litre d'eau bouillante. Couvrez et laissez infuser 5 minutes. Filtrez.
- Buvez chaque jour 2 ou 3 tasses jusqu'à amélioration nette.

Foie intoxiqué

Cirrhose, hépatite virale (A ou B), transaminases augmentées, le tout sur fond d'anémie et de fatigue intense : votre foie est malade. Certaines plantes sont précisément actives pour cette situation.

Plantes : chardon-marie + menthe

Huile essentielle : romarin à verbénone

- Dans un bocal, mélangez ⅔ de chardon-marie et ⅓ de menthe.
- Versez 2 cuillères à café du mélange dans une tasse d'eau bouillante. Couvrez et laissez infuser 5 minutes. Filtrez.
- Plongez dans la tasse 1 cuillère à café de miel dans laquelle vous aurez versé 1 goutte d'huile essentielle de romarin à verbénone.
- Buvez 2 à 3 tasses par jour.

Mon conseil en +

Appliquez 2 gouttes d'huile essentielle de lédon du Groënland sur la région du foie, matin et soir après la toilette.

Voir aussi « Hépatite » (p. 189).

Furoncle (et infections cutanées)

Un furoncle, une furonculose (= ensemble de furoncles), un anthrax, tous sont des infections cutanées regroupant plusieurs signes distinctifs : une inflammation de la peau + des zones rouges et gonflées avec, au centre, du pus blanc à cause de la présence du staphylocoque doré. Appelez les plantes de drainage et une huile essentielle puissamment antibactérienne à la rescousse.

❋ ***Plantes : bardane + pensée sauvage + menthe***

♦ ***Huile essentielle : origan compact***

- Dans un bocal, mélangez ⅓ de bardane, ⅓ de pensée sauvage et ⅓ de menthe.
- Versez 2 cuillères à café du mélange dans 25 cl d'eau bouillante. Laissez bouillir 5 minutes. Coupez le feu, couvrez et faites infuser 5 minutes. Filtrez.
- Plongez dans la tasse 1 cuillère à café de miel dans laquelle vous aurez versé 1 goutte d'huile essentielle d'origan compact.

☕ Buvez 3 tasses par jour pendant 4 à 5 jours.

Mon conseil en +

Appliquez 2 gouttes d'huile essentielle de laurier noble sur le furoncle, 3 à 4 fois par jour.

Gastrite

Une infection ou une inflammation de la muqueuse gastrique, c'est toujours très douloureux. Méfiez-vous de l'alcool, des épices « dures », du stress, trois grands ennemis classiques de l'estomac. D'autres facteurs moins connus peuvent cependant provoquer des gastrites : l'*Helicobacter pylori* (responsable des ulcères), l'hyperperméabilité intestinale (avec flore intestinale perturbée), et médicaments anti-inflammatoires classiques. Enfin un apaisement durable et efficace grâce aux plantes !

Plantes : réglisse + guimauve racines
Huile essentielle : estragon

- Dans un bocal, mélangez ½ de réglisse (voir mise en garde p. 95) et ½ de guimauve.
- Versez 2 cuillères à café du mélange dans 25 cl d'eau bouillante. Laissez bouillir 5 minutes. Coupez le feu, couvrez et faites infuser 5 minutes. Filtrez.
- Plongez dans la tasse 1 cuillère à café de miel (si possible de lavande) dans laquelle vous aurez versé 1 goutte d'huile essentielle d'estragon.

Buvez 2 tasses par jour après les repas principaux, jusqu'à amélioration.

Goutte (crise)

La goutte se traduit par de fortes douleurs nocturnes avec rougeurs et gonflements de certaines articulations (souvent celle du gros orteil ou du coude, assiégées par des dépôts d'acide urique) accompagnés d'une fièvre modérée. Que vous soyez atteint de goutte chronique ou de crise de goutte aiguë, évitez complètement l'alcool, réduisez la consommation de protéines (viande, œufs, poisson, légumineuses…), contrôlez votre poids et faites des cures de notre tisane « antigoutte ».

❀ ***Plantes : harpagophytum + reine-des-prés + menthe***
♦ ***Huile essentielle : citron***

- Dans un bocal, mélangez ½ d'harpagophytum, ¼ de reine-des-prés et ¼ de menthe.
- Versez 3 cuillères à soupe du mélange dans 1 litre d'eau bouillante. Laissez bouillir 5 minutes. Coupez le feu et faites infuser 5 minutes. Filtrez.
- Plongez dans la préparation 1 cuillère à café de miel dans laquelle vous aurez versé 3 gouttes d'essence de citron.

☕ Buvez dans la journée (en 24 heures), et renouvelez chaque jour pendant 10 jours.

Grippe

Cette maladie virale fait parler d'elle chaque année à la mauvaise saison, et désormais semble nous guetter 365 jours par an (grippes aviaire,

H1N1...). Infection virale, épidémique, contagieuse, elle touche les voies respiratoires et provoque des troubles ORL, une forte fièvre, une fatigue intense, des douleurs diffuses... Bref, rien de très enthousiasmant. Et en plus, on met du temps à s'en remettre ! Heureusement, grâce à notre tisane aromatique, tout cela ne sera bientôt plus qu'un mauvais souvenir.

Plantes : thym + tilleul
Huile essentielle : ravintsara

- Dans un bocal, mélangez ½ de thym et ½ de tilleul.
- Versez 2 cuillères à café du mélange dans 25 cl d'eau bouillante. Couvrez et laissez infuser 10 minutes. Filtrez.
- Plongez dans la tasse 1 cuillère à café de miel dans laquelle vous aurez versé 1 goutte d'huile essentielle de ravintsara.

Buvez 3 à 4 tasses par jour pendant 2 à 3 jours.

MON GROG ANTIGRIPPE ET ANTI-COUP DE FROID RÉSERVÉ AUX ADULTES

Dans un verre ou une tasse, mélangez :
- 1 goutte d'huile essentielle de cannelle de Ceylan
- 1 goutte d'huile essentielle de thym à thymol
- Le jus de 1 citron
- Eau chaude
- 1 cuillère à café de miel

Buvez le soir au coucher.

Grossesse

Difficile de soigner ses petits maux quand on est enceinte, alors que la plupart des médicaments sont déconseillés pendant la grossesse ! Heureusement, certaines plantes sont à la fois fort efficaces et totalement sans danger pour la maman comme pour son bébé. Nous avons réuni ici de précieuses formules de tisanes pour soulager toutes les futures mamans, afin que ces neuf mois si particuliers se passent pour le mieux.

CONSTIPATION

❀ ***Plantes : chicorée + romarin***
♦ ***Huile essentielle : gingembre***

- Dans un bocal, mélangez ⅓ de chicorée et ⅔ de romarin. Versez 2 cuillères à café du mélange dans 25 cl d'eau froide. Portez à ébullition, laissez bouillir 5 minutes. Coupez le feu, couvrez et faites infuser 5 minutes. Filtrez.
- Plongez dans la tasse 1 cuillère à café de miel dans laquelle vous aurez versé 1 goutte d'huile essentielle de gingembre.

☕ Buvez 1 ou 2 tasses par jour.

ou

❀ ***Plante : psyllium (graines)***
♦ ***Huile essentielle : non***

- Versez 4 cuillères à soupe dans 20 cl d'eau froide. Laissez gonfler.

Absorbez 1 fois par jour.

CYSTITE

Plante : busserole

Huile essentielle : non

- Versez 2 cuillères à café de busserole dans 25 cl d'eau froide. Portez à ébullition puis laissez bouillir 3 minutes. Coupez le feu, couvrez et faites infuser 5 minutes. Filtrez. Vous pouvez sucrer au miel si souhaité.

Buvez 3 tasses par jour pendant 1 semaine.

Mon conseil en +

Pour éviter les cystites récidivantes, buvez chaque matin un verre d'eau dans laquelle vous aurez versé 1 cuillère à café d'EPS de cranberry.

ÉPISODES INFECTIEUX (GRIPPE, BRONCHITE, INFECTIONS DIVERSES…)

Le + efficace

EPS : cyprès-échinacée (à parties égales)

Huile essentielle : non

- Versez 1 cuillère à café d'EPS dans un verre d'eau.

Avalez 4 fois par jour pendant 2 à 4 jours.

HÉMORROÏDES

Plantes : vigne rouge + menthe
Huile essentielle : non

- Dans un bocal, mélangez ⅔ de vigne rouge et ⅓ de menthe.
- Versez 2 cuillères à café du mélange dans une tasse d'eau bouillante. Couvrez et laissez infuser 5 minutes. Filtrez. Sucrez au miel si souhaité.

Buvez 2 à 3 tasses par jour pendant 1 semaine.

Mon conseil en +

Appliquez 1 goutte d'huile essentielle de lentisque pistachier localement, très doucement, après chaque toilette et chaque selle.

INSOMNIE

Plantes : aubépine + passiflore + oranger
Huile essentielle : petit grain bigaradier

- Dans un bocal, mélangez ⅓ d'aubépine, ⅓ de passiflore et ⅓ de fleurs d'oranger.
- Versez 2 cuillères à café du mélange dans une tasse d'eau bouillante. Couvrez et laissez infuser 5 minutes. Filtrez.

- Plongez dans la tasse 1 cuillère à café de miel dans laquelle vous aurez versé 1 goutte d'huile essentielle de petit grain bigaradier.

Buvez 1 tasse après le dîner.

JAMBES LOURDES ET VARICES

Plantes : hamamélis + vigne rouge + menthe

Huile essentielle : citron

- Dans un bocal, mélangez ⅓ d'hamamélis, ⅓ de vigne rouge et ⅓ de menthe.
- Versez 2 cuillères à café du mélange dans une tasse d'eau bouillante. Couvrez et laissez infuser 5 minutes. Filtrez.
- Plongez dans la tasse 1 cuillère à café de miel dans laquelle vous aurez versé 1 goutte d'essence de citron.

Buvez 3 tasses par jour.

MAL AU DOS

Plantes : verveine + reine-des-prés

Huile essentielle : non

- Dans un bocal, mélangez ½ de verveine et ½ de reine-des-prés.
- Versez 2 cuillères à café du mélange dans une tasse d'eau bouillante. Couvrez et laissez infuser 5 minutes. Filtrez.

Buvez 3 tasses par jour.

NAUSÉES ET VOMISSEMENTS

Plante : menthe

Huile essentielle : gingembre

- Versez 1 cuillère à café de menthe dans une tasse d'eau bouillante. Couvrez et laissez infuser 5 minutes Filtrez.
- Plongez dans la tasse 1 cuillère à café de miel dans laquelle vous aurez versé 1 goutte d'huile essentielle de gingembre.

Buvez 2 à 3 tasses par jour.

Alternez si vous le souhaitez avec :

Plante : gingembre (racine fraîche coupée menue)

Huile essentielle : non

- Versez 1 cuillère à café de gingembre dans 25 cl d'eau bouillante. Couvrez et laissez bouillir 5 minutes, coupez le feu et laissez infuser 5 minutes. Filtrez.

Buvez 2 à 3 tasses par jour.

ou

- Versez 1 cuillère à café de poudre de gingembre dans un verre d'eau.

Buvez 1 à 3 verres d'eau au gingembre par jour.

Haleine (mauvaise)

Extrêmement répandue, la mauvaise haleine provient principalement d'un problème dentaire (infection non soignée, foyer bactérien, hygiène défectueuse, tabac, alcool…), d'une difficulté liée au tube digestif (remontées acides, digestion lente…) ou, tout autre chose, d'un stress émotionnel. La menthe et le clou de girofle restent les meilleurs réflexes anti-mauvaise haleine.

❊ ***Plante : menthe***
♦ ***Huile essentielle : menthe poivrée***

- Versez 2 cuillères à café de menthe dans une tasse d'eau bouillante. Couvrez et laissez infuser 5 minutes. Filtrez.
- Plongez dans la tasse ¼ de cuillère à café de miel dans laquelle vous aurez versé 1 goutte d'huile essentielle de menthe poivrée.

☕ Buvez 2 tasses par jour, entre les repas.

Mon conseil en +

Posez sur la gencive 1 goutte d'huile essentielle de giroflier diluée dans 2 gouttes d'huile végétale, en massant doucement tout du long (en haut et en bas), 2 ou 3 fois par jour.

Hémorroïdes

Une crise hémorroïdaire survient lorsque les veines situées normalement à l'intérieur de l'anus sortent à sa périphérie. Aïe. Douleurs et inconfort garantis. En cause : une fragilité veineuse d'une part, un facteur déclenchant d'autre part, comme un effort physique particulier (déménagement, port d'une lourde charge…), une sédentarité excessive (chauffeurs de poids lourds, de taxi…) ou encore une maltraitance de la zone à cause de soubresauts répétés (vélo, VTT, moto, équitation…). Les plantes en interne pour renforcer le système veineux, les huiles essentielles en externe pour soulager. Ouf, ça va déjà mieux…

Plantes : menthe + vigne rouge
Huile essentielle : cyprès de Provence

- Dans un bocal, mélangez ⅓ de menthe et ⅔ de vigne rouge.
- Versez 2 cuillères à café du mélange dans une tasse d'eau bouillante. Couvrez et laissez infuser 10 minutes. Filtrez.
- Plongez dans la tasse ¼ de cuillère à café de miel dans laquelle vous aurez versé 1 goutte d'huile essentielle de cyprès.

Buvez 3 tasses par jour, pendant 4 à 5 jours.

Mon conseil en +

Appliquez localement 1 goutte d'huile essentielle de lentisque pistachier diluée dans quelques gouttes d'huile végétale, très doucement, après chaque toilette et chaque selle.

Hépatite

Une hépatite est une inflammation aiguë ou chronique du foie. Due à un virus (A, B, C, D ou E) ou à d'autres facteurs, elle est facile à diagnostiquer car elle provoque une jaunisse (teint cireux), des selles décolorées, des urines foncées et une très grande fatigue.

La tisane 1

Plantes : chardon-marie + menthe
Huile essentielle : romarin à verbénone

- Dans un bocal, mélangez ⅔ de chardon-marie et ⅓ de menthe.
- Versez 2 cuillères à café du mélange dans une tasse d'eau bouillante. Couvrez et laissez infuser 5 minutes. Filtrez.
- Plongez dans la tasse ¼ de cuillère à café de miel dans laquelle vous aurez versé 1 goutte d'huile essentielle de romarin à verbénone.

Buvez 2 à 3 tasses par jour.

La tisane 2

Plante : aubier de tilleul du Roussillon
Huile essentielle : citron

- Mettez 3 ou 4 bâtonnets d'aubier de tilleul du Roussillon et 1 litre d'eau, dans une casserole. Portez à ébullition, couvrez puis ramenez à feu doux pendant 20 minutes, jusqu'à réduction du

volume à ¾ de litre environ. Retirez les bâtons, versez dans une Thermos.
- Ajoutez le jus de 1 citron (ou 3 gouttes d'essence de citron dans 1 cuillère à café de miel).
- Buvez tout au long de la journée.

Alternez la tisane 1 et la tisane 2 à raison de plusieurs cures de 20 jours de chaque.

Mon conseil en +

Appliquez 2 gouttes d'huile essentielle de lédon du Groënland sur la région du foie, matin et soir.

Herpès

L'herpès est une affection virale. On héberge le virus sans forcément le savoir, jusqu'à la première crise. En cas de fatigue, d'exposition solaire, de modifications hormonales telles que celles du cycle menstruel, l'herpès se manifeste par poussées, sous forme de bouquet de vésicules claires sur les lèvres qui sèchent et sont éliminées au bout de quelques jours. L'herpès est une infection chronique dont on ne se débarrasse jamais, mais on peut fortement espacer les crises en renforçant ses défenses lors des périodes « à risques », par exemple avant les inévitables expositions solaires, estivales comme hivernales.

Le + efficace

❀ ***EPS : cyprès***
♦ ***Huile essentielle : non***

- Versez 1 cuillère à café d'EPS dans un verre d'eau.
- Avalez 4 à 5 fois par jour pendant 2 jours, puis 3 fois par jour pendant 3 jours.

Mon conseil en +
Appliquez 1 goutte d'huile essentielle de niaouli localement, très doucement, 3 à 5 fois par jour.

Hoquet

(Hic !) Vous avez beau savoir que ce n'est pas grave, et ressasser le proverbe (hic !) de votre grand-mère « bébé hoquetant, bébé bien portant » (hic !), hoqueter vous énerve au plus haut point. D'autant que ces contractions du diaphragme finissent par être réellement douloureuses, à force…

Le + efficace

❀ ***Plantes : feuilles fraîches d'estragon***

- Mâchez quelques feuilles fraîches d'estragon, tout simplement. Normalement, le hoquet cède en quelques minutes maximum.

Humeur (mauvaise)

Une petite tendance à la déprime ou à la mauvaise humeur ? Allez, un petit sourire… ça ne coûte pas grand-chose, et ça peut rapporter beaucoup.

Plantes : verveine officinale + romarin + thym

Huile essentielle : verveine citronnée

- Dans un bocal, mélangez ⅓ de verveine, ⅓ de romarin et ⅓ de thym.
- Versez 2 cuillères à café du mélange dans une tasse d'eau bouillante. Couvrez et laissez infuser 10 minutes. Filtrez.
- Plongez dans la tasse ¼ de cuillère à café de miel (si possible de romarin ou de thym) dans laquelle vous aurez versé 1 goutte d'huile essentielle de verveine citronnée.

Buvez 1 tasse le matin et 1 l'après-midi pendant 20 jours.

Hypertension

L'hypertension se définit par une pression artérielle constante supérieure à 17/10. Elle se traduit le plus souvent par des saignements de nez, des maux de tête (surtout le matin), des crampes musculaires, une fatigue inexpliquée. Il est important de la maîtriser, car une telle pression artérielle finit par abîmer les vaisseaux et expose à des risques graves de santé pouvant toucher le cœur, les reins, le cerveau, les yeux.

Plantes : olivier + aubépine

Huile essentielle : ylang-ylang

- Dans un bocal, mélangez ½ d'olivier et ½ d'aubépine.
- Versez 2 cuillères à café du mélange dans une tasse d'eau bouillante. Couvrez et laissez infuser 5 minutes. Filtrez.
- Plongez dans la tasse 1 cuillère à café de miel (pour atténuer l'amertume de l'olivier) dans laquelle vous aurez versé 1 goutte d'huile essentielle d'ylang-ylang.

Buvez 3 tasses par jour en cure de 1 mois renouvelable.

ÂGE	PRESSION ARTÉRIELLE NORMALE (SYSTOLIQUE/DIASTOLIQUE)
20 ans	12-13/7-8
30 ans	14/8
60 ans	16-17/9-10

Hypotension

On souffre d'hypotension artérielle lorsque la pression artérielle dite « systolique » (= le chiffre le plus élevé des deux annoncés par votre médecin), descend en dessous des 90 mmHg. Contrairement à l'hypertension, l'hypotension se manifeste souvent de façon claire : une fatigue parfois intense, des vertiges, l'impression d'avoir un voile noir ou des points blancs qui « dansent » devant les yeux. En dehors des hypotensions consécutives à des problèmes graves, comme une blessure, une allergie sérieuse ou un manque de potassium, la cause est souvent simplement le surmenage.

❋ ***Plantes : prêle + réglisse***
♦ ***Huile essentielle : menthe poivrée***

- Dans un bocal, mélangez ⅓ de prêle et ⅔ de réglisse (voir mise en garde p. 95).
- Versez 2 cuillères à café du mélange dans une tasse d'eau bouillante. Couvrez et laissez infuser 10 minutes. Filtrez.
- Plongez dans la tasse 1 cuillère à café de miel (si possible de romarin ou de thym) dans laquelle vous aurez versé 1 goutte d'huile essentielle de menthe poivrée.

☕ Buvez 2 tasses en dehors des repas pendant 4 à 5 jours.

Hypothyroïdie

Lorsque la glande thyroïde fonctionne au ralenti, c'est tout le corps qui freine : ralentissement général, frilosité et hypothermie, fatigue, prise de poids, constipation… L'origine est multifactorielle et à déterminer avec votre médecin : génétique, stress, carences en iode ou fer, tabagisme, insuffisance rénale ou hépatique…

Le + efficace

- ***SIPF : fucus vesiculosus***
- ***Huile essentielle : myrte vert***

- Versez 50 gouttes d'EPS dans un verre d'eau, ajoutez 10 gouttes de labrafil + 1 goutte d'huile essentielle de myrte vert bien mélangées.
- Buvez matin et soir, en cures de 20 jours, espacées de 10 jours.

Immunité (renforcer)

Chaque année, surtout en période d'épidémie (automne, hiver), nous sommes nombreux à souhaiter renforcer notre immunité. Il n'existe aucun médicament pour cela. En revanche, une bonne hygiène de vie – sommeil suffisant et de qualité ; assiette équilibrée, riche en protéines et vitamines ; activité physique quotidienne ; exposition minimale de 20 à 30 minutes à la lumière du jour (dehors) – est a priori garante d'une bonne immunité. Vous pouvez lui donner un bon coup de pouce avec notre tisane, spécialement antivirale (antirhume, antigrippe...). Si quelqu'un ne tombe pas malade cet hiver, ce sera vous !

Plante : lapacho
Huile essentielle : ravintsara

- Versez 1 à 2 cuillères à soupe d'écorce de lapacho dans 1 litre d'eau froide. Portez à ébullition, couvrez et laissez bouillir 10 minutes. Filtrez.
- Ajoutez 1 cuillère à café de miel dans laquelle vous aurez versé 2 gouttes d'huile essentielle de ravintsara.

Buvez ce breuvage en 24 heures. Faites une cure une semaine sur deux (pensez aux bouteilles Thermos pour vous simplifier la vie), pendant 2 ou 3 mois de suite.

Mon conseil en +

Alternez avec l'EPS d'échinacée, à prendre à raison de 1 cuillère à café dans un verre d'eau chaque jour. Faites une cure de 8 jours, arrêtez 8 jours, reprenez, etc. Et ainsi de suite pendant 2 ou 3 mois d'affilée.

Indigestion

Ouh la la… ça ne va pas fort. On vous prépare votre tisane et on vous laisse tranquille.

Plante : menthe (feuilles)
Huile essentielle : gingembre

- Versez 1 cuillère à café de feuilles de menthe dans une tasse d'eau bouillante. Couvrez et laissez infuser 10 minutes. Filtrez.

- Plongez dans la tasse ¼ de cuillère à café de miel dans laquelle vous aurez versé 1 goutte d'huile essentielle de gingembre.

Buvez 3 à 4 tasses dans les 24 heures.

Insomnie

Dodo, l'enfant do, l'enfant dormira bien vite, dodo, l'enfant do, l'enfant dormira bientôt… Et son papa ou sa maman aussi, ainsi que tous les grands qui n'ont pas d'enfants… Allez ouste ! Tout le monde au lit.

Plantes : passiflore + camomille + tilleul
Huile essentielle : lavande officinale

- Dans un bocal, mélangez ⅓ de passiflore, ⅓ de camomille et ⅓ de tilleul.
- Versez 2 cuillères à café du mélange dans une tasse d'eau bouillante. Couvrez et laissez infuser 5 minutes. Filtrez.
- Plongez dans la tasse 1 cuillère à café de miel (si possible de lavande) dans laquelle vous aurez versé 1 goutte d'huile essentielle de lavande officinale.

Buvez 1 tasse au coucher.

Jambes lourdes

Une mauvaise circulation veineuse, des lourdeurs des membres inférieurs, des œdèmes : les jambes lourdes peuvent être simplement désagréables ou franchement douloureuses. La situation ne s'arrange jamais seule, elle va même toujours en s'aggravant. En revanche, prendre des mesures drastiques alors que les symptômes ne sont pas encore trop importants permet d'améliorer les choses. Marchez si possible longuement, au moins 1 heure chaque jour (on a dit marcher, pas piétiner), et surtout allez faire un tour à la piscine, dans le bassin de natation ou en cours d'aquagym, au moins 1 fois par semaine (2 ou plus, c'est nettement mieux).

Plantes : vigne rouge + menthe

Huile essentielle : non

- Dans un bocal, mélangez ½ de vigne rouge et ½ de menthe.
- Versez 2 cuillères à café du mélange dans une tasse d'eau bouillante. Couvrez et laissez infuser 10 minutes. Filtrez.
- Ajoutez dans la tasse le jus de ½ citron.

Buvez 2 à 3 tasses par jour pendant 20 jours.

«Mal au ventre» et spasmes digestifs

Le «mal au ventre» est extraordinairement courant et nous suit depuis notre plus tendre enfance : «Maman, j'ai mal au ventre !» (réponse : «Tu as une interro de maths demain ?»). Ses causes sont aussi diverses que variées, et un mal de ventre passager est généralement tout à fait bénin. Les plantes antispasmodiques «lèvent» magistralement la douleur.

Plantes : camomille matricaire + menthe
Huile essentielle : basilic exotique

- Dans un bocal, mélangez ½ de camomille matricaire et ½ de menthe.
- Versez 2 cuillères à café dans une tasse d'eau bouillante. Couvrez et laissez infuser 5 minutes. Filtrez.
- Plongez dans la tasse ¼ de cuillère à café de miel dans laquelle vous aurez versé 1 goutte d'huile essentielle de basilic exotique.

Buvez 1 à 3 tasses en 2 heures.

Mon conseil en +

Appliquez 2 gouttes d'huile essentielle de basilic exotique sur la peau, au niveau du ventre (là où ça fait mal) et massez doucement. Si votre peau est très sensible ou que vous renouvelez régulièrement ce massage, mieux vaut diluer votre basilic dans 2 gouttes d'huile végétale, d'amande douce par exemple.

Mal des transports

Voilà, ça recommence, des nausées, des sueurs froides, des vertiges, des malaises, une furieuse envie de vomir, et vous venez à peine de mettre le pied dans ce bateau/cette voiture/ce train. Le tout aggravé par l'anxiété (du voyage ou même… du mal des transports !), la chaleur, les odeurs désagréables. Un calvaire, ces déplacements. C'est parce que vous ne connaissez pas encore le pouvoir exceptionnel « anti-mal des transports » du gingembre. Radical.

Plante : gingembre (racine fraîche ou sèche, coupée menue)
Huile essentielle : menthe poivrée

- Versez 1 cuillère à café de gingembre dans 25 cl d'eau bouillante. Faites frémir 5 minutes, puis coupez le feu. Couvrez et laissez infuser 5 minutes. Filtrez.
- Plongez dans la tasse 1 cuillère à café de miel dans laquelle vous aurez versé 1 goutte d'huile essentielle de menthe.
- Buvez 1 tasse avant le départ, et préparez une Thermos entière de cette infusion (en adaptant les proportions selon la taille de la Thermos) pour renouveler les prises au cours du voyage si nécessaire.

Mémoire

La mémoire peut être capricieuse. Surtout, l'âge venant, le sang circule moins bien dans les petits vaisseaux qui irriguent le cerveau. Afin de retrouver une mémoire d'éléphant, faites des cures de notre tisane spécialement conçue pour raviver les souvenirs.

Plantes : petite pervenche + verveine
Huile essentielle : cyprès de Provence

- Dans un bocal, mélangez ⅔ de petite pervenche et ⅓ de verveine.
- Versez 2 cuillères à café du mélange dans une tasse d'eau bouillante. Couvrez et laissez infuser 10 minutes. Filtrez.

- Plongez dans la tasse 1 cuillère à café de miel dans laquelle vous aurez versé 1 goutte d'huile essentielle de cyprès.
- Buvez 3 tasses par jour. En cure de 2 mois, à renouveler.

Mon conseil en +

Alternez avec l'EPS de ginkgo biloba, à prendre à raison de 1 cuillère à café dans un verre d'eau chaque jour. En cures de 2 mois, à renouveler plusieurs fois par an.

Ménopause/préménopause

La ménopause n'est pas une maladie, mais cette réorganisation hormonale ne va pas sans heurts. À prévoir, en préménopause comme en ménopause : troubles de la circulation, transpiration, déminéralisation osseuse, humeur en dents de scie, fragilité cardiaque, douleurs ostéoarticulaires. Heureusement, certaines plantes reminéralisent, d'autres aident à équilibrer les hormones, soutiennent le cœur, luttent contre les bouffées de chaleur ou les sautes d'humeur. Pour passer en douceur cette période délicate, buvez des tisanes…

Plantes : olivier + sauge + mélilot + prêle

Huile essentielle : sauge sclarée

- Dans un bocal, mélangez ¼ d'olivier, ¼ de sauge, ¼ de mélilot et ¼ de prêle.

- Versez 2 cuillères à café du mélange dans une tasse d'eau bouillante. Couvrez et laissez infuser 10 minutes. Filtrez.
- Plongez dans la tasse 1 cuillère à café de miel dans laquelle vous aurez versé 1 goutte d'huile essentielle de sauge sclarée.

Buvez 1 tasse matin et soir, 20 jours par mois.

Migraines

Les migraines ? Des maux de tête très intenses, qui touchent préférentiellement la moitié de la tête (d'où leur nom), mais pas toujours, semblent « passer par l'œil », provoquent des nausées intenses, des troubles digestifs divers et variés, une grande fatigue parfois. Voilà une soirée pas très gaie en perspective. Heureusement, certaines plantes sauront vous prêter main-forte pour interdire l'accès à la douleur, ou la chasser en ouvrant l'étau qui enserre votre crâne.

Prévention

Plantes : lavande + menthe
Huile essentielle : non

- Dans un bocal, mélangez ½ de lavande et ½ de menthe.
- Versez 2 cuillères à café du mélange dans une tasse d'eau bouillante. Couvrez et laissez infuser 5 minutes. Filtrez.

Buvez 1 tasse lorsque vous sentez la crise arriver.

En crise

Plantes : camomille matricaire + romarin + reine-des-prés

Huile essentielle : lavande officinale

- Dans un bocal, mélangez 30 g de matricaire, 50 g de romarin et 50 g de reine-des-prés.
- Versez 2 cuillères à café du mélange dans une tasse d'eau bouillante. Couvrez et laissez infuser 10 minutes. Filtrez.
- Plongez dans la tasse ¼ de cuillère à café de miel dans laquelle vous aurez versé 1 goutte d'huile essentielle de lavande officinale.

Buvez 3 tasses à 2 heures d'intervalle.

ou

EPS : partenelle

- Prenez 1 cuillère à café d'EPS de grande camomille (partenelle) dans un verre d'eau, 3 à 4 fois en 24 heures.

Mon conseil en +

Appliquez 2 gouttes d'huile essentielle de menthe poivrée sur les tempes et la nuque, 3 à 4 fois de suite. C'est spectaculairement efficace. Attention aux yeux, ne vous en approchez pas !

Nervosité (enfant à partir de 6 ans)

Caprices en journée, nuits agitées et réveils nocturnes, cris, crises de larmes, spasmes du sanglot… les enfants nerveux inquiètent les parents, souvent désemparés. Si la nervosité est temporaire, liée à un événement stressant pour l'enfant, parlez-lui doucement, expliquez-lui inlassablement que tout va bien se passer et faites-lui boire notre tisane calmante. Si le mal-être s'installe et que l'enfant « n'est plus lui-même », il est peut-être très perméable à une certaine nervosité des parents, à des tensions à la maison, à l'école… La tisane ne réglera pas ces problèmes-là, aucun médicament d'ailleurs…

❀ ***Plante : aspérule odorante***
♦ ***Huile essentielle : lavande officinale***

- Versez 1 cuillère à café d'aspérule odorante dans une tasse d'eau bouillante. Couvrez et laissez infuser 5 minutes. Filtrez.
- Plongez dans la tasse 1 cuillère à café de miel dans laquelle vous aurez versé 1 goutte d'huile essentielle de lavande officinale.

☕ Faites boire à l'enfant 1 à 3 tasses par jour, dont 1 au coucher.

Névralgie

Une des affections parmi les plus douloureuses, car elle touche les nerfs. Névralgie faciale, névralgie d'Arnold, des organes génitaux, du rectum, du bras, sciatique : la douleur survient toujours soudainement, elle est fulgurante, d'emblée extrêmement intense, on se sent comme électrocuté. Lorsque vous en aurez le courage, allez vous préparer une tisane bienfaisante, ou demandez à une bonne âme de vous rendre ce service. Il vaut de l'or.

Plantes : camomille matricaire + camomille romaine

Huile essentielle : non

- Dans un bocal, mélangez ½ de camomille matricaire et ½ de camomille romaine.
- Versez 1 cuillère à café du mélange dans une tasse d'eau bouillante. Couvrez et laissez infuser 5 minutes. Filtrez.

Buvez 1 tasse 2 à 3 fois en 2 heures.

ou

EPS : partenelle

- Prenez 1 cuillère à café d'EPS de grande camomille (partenelle) dans un verre d'eau. Renouvelez si nécessaire.

Mon conseil en +

Appliquez 1 goutte d'huile essentielle de gaulthérie couchée sur la zone douloureuse, 2 à 3 fois de suite.

Ostéoarticulaires (troubles)

Selon les spécialistes, les maladies ostéoarticulaires, dont les fameux TMS (troubles musculo-squelettiques, maladies professionnelles les plus courantes), toucheront chacun d'entre nous un jour ou l'autre. Plutôt que de s'en remettre à la fatalité, rarement bonne conseillère, ou aux seuls anti-inflammatoires classiques, peut-être antidouleur sur le moment mais aux conséquences négatives importantes à long terme, il peut être judicieux de penser les choses autrement.

Plantes : cassis + prêle + menthe
Huile essentielle : non

- Dans un bocal, mélangez ⅓ de cassis, ⅓ de prêle et ⅓ de menthe.
- Versez 2 cuillères à café du mélange dans une tasse d'eau bouillante. Couvrez et laissez infuser 10 minutes. Filtrez.

Buvez 3 tasses par jour, en cures de 2 mois.

Ostéoporose

L'ostéoporose ne correspond pas au vieillissement « normal » du squelette, c'est une maladie qui l'accélère notablement. Elle provoque une décalcification diffuse de l'ossature avec risque élevé de fractures. L'ostéoporose est aggravée par un déséquilibre hormonal (ménopause), le tabagisme, la prise de corticoïdes, la sédentarité, une carence en vitamine D et en protéines… Pour limiter voire faire reculer le processus et préserver vos os, nous vous recommandons de faire des cures régulières de cette tisane. Commencez dès l'âge de 40 ans, surtout si vous cumulez les facteurs de risque, comme par exemple une composante génétique défavorable (maman faisait de l'ostéoporose, et à un jeune âge en plus), si vous fumez ou avez beaucoup fumé, si vous buvez ou avez bu beaucoup de café, ou encore si vous mangez peu de fruits et légumes.

Plantes : ortie piquante + prêle + cassis
Huile essentielle : non

- Dans un bocal, mélangez ⅓ d'ortie, ⅓ de prêle et ⅓ de cassis.
- Versez 3 cuillères à soupe du mélange dans 1 litre d'eau bouillante. Couvrez et laissez infuser 10 minutes. Filtrez.
- Ajoutez le jus de 1 citron. Sucrez au miel si vous le souhaitez.
- Buvez en 24 heures. Faites des cures de 20 jours espacées de 10 jours, 3 fois de suite.

Otite

L'otite est une inflammation de l'oreille moyenne. Elle accompagne généralement une infection des voies aériennes supérieures. En fonction de l'endroit précis touché et du type d'inflammation provoqué, elle est plus ou moins préoccupante et porte un nom différent : otite muqueuse humide, otite sèche, otite moyenne chronique ou aiguë, cholestéatome… Bon à savoir : même douloureuses, la plupart des otites sont bénignes.

Le + efficace

❀ ***EPS : échinacée/cassis***

☕ Buvez de l'EPS échinacée/cassis (½ d'échinacée et ½ de cassis), à raison de 1 cuillère à café du mélange dans un verre d'eau 3 fois par jour.

Mon conseil en +

Appliquez 2 gouttes d'huile essentielle de niaouli autour du conduit auditif, 3 à 4 fois par jour.

Poussée dentaire douloureuse

Chez certains enfants, les poussées dentaires se passent sans même qu'ils s'en rendent compte. Chez d'autres, c'est une autre paire de manches : fesses rouges, mal-être et douleurs importantes, fièvre, diarrhées et mauvaise humeur : une épreuve. Aidez-les à mieux supporter ce petit tracas, temporaire mais parfois bien gênant.

❀ ***Plantes : réglisse + camomille***
♦ ***Huile essentielle : camomille romaine***

- Dans un bocal, mélangez ⅓ de réglisse (bois) (voir mise en garde p. 95) et ⅔ de camomille.

- Versez 2 cuillères à café du mélange dans 1 tasse d'eau bouillante. Couvrez et laissez infuser 5 minutes. Filtrez.
- Plongez dans la tasse 1 cuillère à café de miel dans laquelle vous aurez versé 1 goutte d'huile essentielle de camomille romaine.

Donnez à votre enfant 2 tasses par jour.

Mon conseil en +

Appliquez du bout du doigt 1 goutte d'huile essentielle de camomille romaine sur la gencive concernée, 3 à 4 fois par 24 heures. C'est une huile essentielle très douce, qui ne « pique » pas et ôte la douleur tout en calmant magistralement les petits, le tout strictement sans aucun risque à ces doses.

Prostate (soins et protection)

La prostate est une petite glande génitale exclusivement masculine. Lorsqu'elle s'enflamme à cause d'une infection, cela donne une *prostatite*, et une infection urinaire récidivante. Lorsqu'elle gonfle sous l'action des hormones, surtout chez les messieurs d'un certain âge, on appelle cela une *hypertrophie bénigne de la prostate* (HBP). L'HBP mène aux troubles urinaires classiques des aînés : ils n'arrivent plus à vider correctement leur vessie car l'urètre rétrécit, et en plus la prostate, gonflée, donne constamment envie de « faire pipi ».

PROSTATITE

Plantes : busserole + réglisse
Huile essentielle : lentisque pistachier

- Dans un bocal, mélangez ⅔ de busserole et ⅓ de réglisse (voir mise en garde p. 95).
- Versez 2 cuillères à café du mélange dans une tasse d'eau bouillante. Couvrez et laissez infuser 10 minutes. Filtrez.

Buvez 3 tasses par jour pendant une dizaine de jours.

- Dans chaque tasse, ajoutez le jus de ½ citron + ½ cuillère à café de miel dans laquelle vous aurez versé 1 goutte d'huile essentielle de lentisque pistachier.

HYPERTROPHIE BÉNIGNE DE LA PROSTATE

Plantes : ortie piquante + menthe
Huile essentielle : non

- Dans un bocal, mélangez ½ d'ortie piquante et ½ de menthe.
- Versez 2 cuillères à café du mélange dans une tasse d'eau bouillante. Laissez frémir 5 minutes, puis coupez le feu, couvrez et faites infuser 5 minutes. Filtrez.

Buvez 2 à 3 tasses par jour. En cure de 20 jours.

Psoriasis

Des plaques rouges couvertes « d'écailles » blanches, des squames (peaux mortes) qui se voient à l'œil nu, des poussées aux coudes, au cuir chevelu et aux genoux en cas de stress : pas drôle tous les jours d'être psoriasique. Le psoriasis est une maladie auto-immune en partie liée à l'état de la flore intestinale. Ne cherchez pas à calmer seulement les symptômes en appliquant des crèmes (rarement efficaces, en tout cas sur le long terme), renforcez votre flore intestinale et aidez au drainage de la peau avec les plantes.

❀ ***Plantes : bardane + pensée sauvage + menthe***
♦ ***Huile essentielle : livèche***

- Dans un bocal, mélangez ⅓ de bardane, ⅓ de pensée sauvage et ⅓ de menthe.
- Versez 2 cuillères à café dans 1 tasse d'eau froide. Portez à ébullition puis laissez frémir pendant 5 minutes. Coupez le feu, couvrez et faites infuser 5 minutes. Filtrez.
- Plongez dans la tasse ¼ de cuillère à café de miel dans laquelle vous aurez versé 1 goutte d'huile essentielle de livèche.

☕ Buvez 3 tasses par jour, en cures de 20 jours.

Raynaud (maladie de)

Il s'agit d'une alternance d'asphyxie et de congestion sanguine, se traduisant par les extrémités (doigts, orteils, oreilles, nez) « gelées » au moindre petit courant d'air frais. Il faut inlassablement relancer la circulation et fluidifier le sang.

Plantes : vigne rouge + menthe
Huile essentielle : lentisque pistachier

- Dans un bocal, mélangez ¾ de vigne rouge et ¼ de menthe.
- Versez 2 cuillères à café du mélange dans une tasse d'eau bouillante. Couvrez et laissez infuser 10 minutes. Filtrez.
- Ajoutez ¼ de cuillère à café de miel dans laquelle vous aurez versé 1 goutte d'huile essentielle de lentisque pistachier.

Buvez 2 tasses par jour par cures de 20 jours.

Reflux gastro-œsophagien

Lorsque les aigreurs d'estomac « remontent » jusqu'à la bouche, c'est un RGO, ou reflux gastro-œsophagien. Commencez par ne pas gesticuler au cours du repas, ni mettre la tête en bas, manger trop gras ou boire trop d'alcool, trois voies royales pour l'installation de ce désagréable trouble digestif.

Plantes : mélisse + réglisse
Huile essentielle : estragon ou basilic exotique

- Dans un bocal, mélangez ⅔ de mélisse et ⅓ de réglisse (voir mise en garde p. 95).

- Versez 2 cuillères à café du mélange dans une tasse d'eau bouillante. Couvrez et laissez infuser 10 minutes. Filtrez.
- Plongez dans la tasse 10 gouttes de labrafil dans lesquelles vous aurez versé 1 goutte d'huile essentielle d'estragon ou de basilic exotique.
- Buvez 1 tasse après les repas principaux pendant 10 jours.

Mon conseil en +

Appliquez 2 gouttes d'huile essentielle d'estragon ou de basilic exotique en massage léger sur l'estomac.

Règles (problèmes)

Que vos règles soient insuffisantes, douloureuses ou irrégulières, ces plantes peuvent faire quelque chose pour vous. Veillez surtout à bien les prendre au bon moment : si vous attendez les premières douleurs et l'arrivée des règles, c'est un peu tard.

Plantes : armoise + sauge

Huile essentielle : sauge sclarée

- Dans un bocal, mélangez ½ d'armoise et ½ de sauge.
- Versez 2 cuillères à café du mélange dans une tasse d'eau bouillante. Couvrez et laissez infuser 5 minutes. Filtrez.
- Ajoutez 1 cuillère à café de miel (l'armoise est très amère...) dans laquelle vous aurez versé 1 goutte d'huile essentielle de sauge sclarée.

- Buvez 2 à 3 tasses par jour les 10 derniers jours du cycle. (rappel : le 1er jour du cycle étant le 1er jour des règles, les 10 derniers jours du cycle correspondent donc aux 10 jours précédant les prochaines règles. Autrement dit, si selon vos calculs, vos règles doivent « tomber » le 20 juin, prenez cette tisane à partir du 10 juin).

Voir aussi « Syndrome prémenstruel » (p. 221).

Rétention d'eau

Voir « Diurétique » (p. 168).

Rhumatismes (crise)

Les rhumatismes sont des douleurs articulaires dues à des phénomènes d'usure. Cette tisane est fabuleuse car non seulement elle apaise vraiment les douleurs lors de crises, mais en plus, elle préserve les articulations restantes, ce qui n'est pas le cas des médicaments anti-inflammatoires classiques.

- ***Plante : harpagophytum***
- ***Huile essentielle : basilic exotique***

- Versez 1 cuillère à soupe de poudre de racine d'harpagophytum dans 30 cl d'eau bouillante. Couvrez et laissez infuser 10 minutes. Filtrez.
- Ajoutez 1 rondelle de citron + ¼ de cuillère à café de miel dans laquelle vous aurez versé 1 goutte d'huile essentielle de basilic exotique.
- Buvez 1 tasse avant chaque repas pendant 10 jours.

Mon conseil en +

Dans un flacon de 30 ml, mélangez 5 ml d'huile essentielle de gaulthérie couchée, 10 ml d'huile essentielle d'eucalyptus citronné, 15 ml d'huile végétale d'arnica. Appliquez quelques gouttes de ce mélange localement, en massages actifs prolongés, 2 à 3 fois par jour, « là où ça fait mal ».

Voir aussi « Douleurs articulaires (prévention) » (p. 169).

Rhume

Vous souffrez d'une rhinopharyngite, c'est-à-dire d'une inflammation du nez et du pharynx ? Pour parler clairement, vous avez attrapé un gros rhume ? Vite, une tisane « stop-tout » !

- ***Plantes : cassis + thym***
- ***Huile essentielle : eucalyptus radié***

- Dans un bocal, mélangez ⅔ de cassis et ⅓ de thym.
- Versez 2 cuillères à café du mélange dans une tasse d'eau bouillante. Couvrez et laissez infuser 5 minutes. Filtrez.
- Ajoutez ½ cuillère à café de miel dans laquelle vous aurez versé 1 goutte d'huile essentielle d'eucalyptus radié.

Buvez 3 tasses par jour pendant 3 jours.

Mon conseil en +

« Sniffez » de l'huile essentielle de niaouli en en versant simplement quelques gouttes sur un mouchoir propre (4 à 6 fois par jour à raison d'une bonne dizaine de respirations complètes à chaque fois) ou diffusez-en via un diffuseur électrique (1 heure le matin + 1 heure le soir).

Rhume des foins et toute rhinite allergique : allergie aux poils de chats, à la poussière, aux acariens...

Inutile de présenter la rhinite allergique annuelle, qui revient empoisonner la vie des « allergiques au pollen » généralement à chaque printemps. Ses victimes ne la connaissent que trop bien : irritations des muqueuses du nez, écoulement nasal clair (parfois non-stop) et oculaire, yeux rouges, larmoyants, démangeaisons du palais, éternuements en salves... Le rhume des foins a beau ne pas être grave, c'est l'une des affections les plus pénibles pour la qualité de vie, selon certaines enquêtes.

❋ ***Plantes : plantain + mélisse + cassis***
♦ ***Huile essentielle : estragon***

- Dans un bocal, mélangez ⅓ de plantain, ⅓ de mélisse et ⅓ de cassis (feuilles).
- Versez 2 cuillères à café du mélange dans une tasse d'eau bouillante. Couvrez et laissez infuser 5 minutes. Filtrez.

- Ajoutez ¼ de cuillère à café de miel dans laquelle vous aurez versé 1 goutte d'huile essentielle d'estragon.
- Buvez 3 tasses par jour jusqu'à nette amélioration.

Mon conseil en +

Respirez à même un flacon ouvert de l'huile essentielle d'estragon, de niaouli ou d'eucalyptus radié (ou mieux, un mélange des trois que vous préparerez vous-même dans un flacon).

Sexualité

La libido a parfois besoin d'un petit coup de pouce. Entre la vie quotidienne trépidante, les soucis, les petits coups de pompe passagers et compagnie, la flamme peut vaciller. Pourquoi se priver d'une aide naturelle, douce, efficace et sans danger ?

Plantes : berce + menthe

Huile essentielle : ylang-ylang

- Dans un bocal, mélangez ½ de berce et ½ de menthe.
- Versez 1 cuillère à café dans une tasse d'eau bouillante. Couvrez et laissez infuser 10 minutes. Filtrez.
- Ajoutez ¼ de cuillère à café de miel dans laquelle vous aurez versé 1 goutte d'huile essentielle d'ylang-ylang.
- Buvez 1 tasse vers 16 heures et 1 tasse vers 20 heures pour « assurer » le soir même.

Sinusite

Lorsque les sinus s'infectent, ils s'enflamment et quand ils s'enflamment, ça fait vraiment très mal. La sinusite est presque toujours consécutive à un rhume ou à une allergie respiratoire (rhinite). Il faut frapper vite et fort, et surtout éviter qu'elle ne devienne chronique, car elle peut alors provoquer une infection intestinale, elle-même fort capable d'entretenir le foyer infectieux des sinus. Même si intestins et sinus semblent a priori fort éloignés l'un de l'autre.

❁ ***Plantes : cassis + eucalyptus***

♦ ***Huile essentielle : niaouli***

- Dans un bocal, mélangez ½ de cassis (feuilles) et ½ d'eucalyptus.
- Versez 2 cuillères à café du mélange dans une tasse d'eau bouillante. Couvrez et laissez infuser 5 minutes. Filtrez.
- Ajoutez ¼ de cuillère à café de miel (si possible de thym) dans laquelle vous aurez versé 1 goutte d'huile essentielle de niaouli.

☕ Buvez 3 tasses par jour pendant 6 à 8 jours.

Mon conseil en +

Appliquez en massage 1 goutte d'huile essentielle de niaouli sur la région des sinus (attention, ne vous approchez pas des yeux) 3 ou 4 fois par jour.

Spasmophilie

La spasmophilie est une hypersensibilité tous azimuts. Sur fond latent d'anxiété, le spasmophile gravit différents « stades », allant du simple mal-être passager à des crises d'angoisse violentes, avec manifestations telles que fourmillements, muscles douloureux ou bloqués, insomnies, troubles nerveux, crampes, tremblements, douleurs à la respiration (sensation de poids énorme sur la poitrine). À l'extrême, la crise de tétanie, une contraction musculaire de tout le corps. On garde toute son existence un terrain spasmophile, mais il est tout à fait possible, et simple, d'espacer les crises jusqu'à les oublier totalement ! Cela demande quelques efforts, tels qu'apprendre à gérer son stress, adopter une hygiène de vie rigoureuse, équilibrer ses apports en magnésium et en calcium. En s'aidant des plantes et des huiles essentielles antistress et antispasmodiques, cette stratégie préventive sera encore plus efficace.

Plantes : aubépine + mélisse + prêle
Huile essentielle : basilic exotique

- Dans un bocal, mélangez ⅓ d'aubépine, ⅓ de mélisse et ⅓ de prêle.
- Versez 2 cuillères à café du mélange dans une tasse d'eau bouillante. Couvrez et laissez infuser 10 minutes. Filtrez.
- Ajoutez ¼ de cuillère à café de miel (si possible de lavande) dans laquelle vous aurez versé 1 goutte d'huile essentielle de basilic exotique.

Buvez 3 à 4 tasses par 24 heures en cas de surmenage, de fatigue, de stress répété, quand la crise « monte ».

Mon conseil en +

Appliquez 2 gouttes d'huile essentielle de basilic exotique sur le plexus solaire et la face interne des poignets. Approchez ces derniers de votre nez et respirez quelques minutes profondément, calmement. Renouvelez 3 à 4 fois par jour.

Stress, idées noires

Voir « Déprime » (p. 164).

Surpoids (tisane minceur)

Cette tisane aide vraiment à perdre du poids en attaquant les bourrelets disgracieux sur tous les fronts. Bien entendu, elle ne remplace en aucun cas une réforme de votre alimentation si nécessaire, ni un minimum d'activité physique, indispensable au quotidien !

- ***Plantes : thé vert + prêle + reine-des-prés***
- ***Huiles essentielles : cannelle de Ceylan, citron, sauge sclarée ou romarin à verbénone***

- Dans un bocal, mélangez ⅓ de thé vert, ⅓ de prêle et ⅓ de reine-des-prés.

- Versez 1 cuillère à soupe du mélange dans 1 tasse d'eau bouillante. Couvrez et laissez infuser 10 minutes. Filtrez.
- Plongez dans la tasse 10 gouttes de labrafil dans lesquelles vous aurez versé 1 goutte d'huile essentielle de cannelle de Ceylan (ou, en alternance, 1 goutte d'essence de citron, d'huile essentielle de sauge sclarée, de romarin à verbénone : changez à chaque tasse).
- Buvez 3 tasses par jour, avant 16 heures si vous êtes sensible à la théine/caféine (thé).

Syndrome prémenstruel

Ce syndrome regroupe un ensemble de symptômes pénibles survenant dans les 10 jours qui précèdent la survenue des règles, et disparaissant avec leur arrivée. Au menu mensuel de ses victimes, au choix : rétention d'eau, prise de poids (provisoire), gonflements, poussée d'acné et/ou d'herpès, maux de tête, troubles du transit et de l'humeur, seins douloureux, barre dans les reins, crises de larmes… Tout ceci est « simplement » dû à une insuffisance de progestérone dans la deuxième partie du cycle. Pas d'affolement, tout est normal et naturel, mais il n'y a aucune raison de souffrir pour autant.

Plantes : sauge officinale + verveine officinale + alchémille
Huile essentielle : sauge sclarée

- Dans un bocal, mélangez ⅓ de sauge officinale, ⅓ de verveine officinale et ⅓ d'alchémille.

- Versez 2 cuillères à café du mélange dans une tasse d'eau bouillante. Couvrez et laissez infuser 5 minutes. Filtrez.
- Ajoutez ¼ de cuillère à café de miel dans laquelle vous aurez versé 1 goutte d'huile essentielle de sauge sclarée.

Buvez 1 tasse matin et soir les 10 derniers jours du cycle (rappel : le 1er jour du cycle étant le 1er jour des règles, les 10 derniers jours du cycle correspondent donc aux 10 jours précédant les prochaines règles. Autrement dit, si selon vos calculs, vos règles doivent « tomber » le 20 juin, prenez cette tisane à partir du 10 juin).

Voir aussi « Règles » (p. 213).

Tabagisme (sevrage)

Inutile de vous lister les avantages d'arrêter de fumer, depuis la santé (le tabac aggrave les risques de toutes les maladies) jusqu'à l'haleine nettement plus fraîche, en passant par une peau plus belle… Mais « arrêter » n'est pas toujours simple, sinon, cela se saurait. Pour vous aider dans votre entreprise et soutenir votre motivation, tous les moyens sont bons. Les plantes combattent principalement la dépendance psychologique, avec son cortège de nervosité, d'irritabilité, d'insomnie, de trous de mémoire et de boulimie fréquents lors du sevrage.

Plantes : angélique + cyprès + menthe
Huile essentielle : cyprès de Provence

- Dans un bocal, mélangez ⅓ d'angélique, ⅓ de cyprès et ⅓ de menthe.
- Versez 2 cuillères à café du mélange dans une tasse d'eau bouillante. Laissez bouillir 5 minutes. Coupez le feu, couvrez et faites infuser 5 minutes. Filtrez.
- Ajoutez 1 cuillère à café de miel dans laquelle vous aurez versé 1 goutte d'huile essentielle de cyprès de Provence.
- Buvez 3 tasses par jour pendant 20 jours puis 1 à 2 tasses ensuite pendant 1 mois.

Mon conseil en +

Dans un petit flacon, mélangez à doses égales de l'huile essentielle d'eucalyptus radié, de menthe poivrée et de citron. À chaque fois que vous avez envie d'allumer une cigarette, dégainez-le et respirez profondément, le nez juste au-dessus du flacon ouvert. Continuez jusqu'à ce que l'envie s'éloigne (cela peut prendre plusieurs cycles respiratoires). 4 à 5 fois par jour devraient suffire.

Toux grasse

La toux grasse est salutaire, productive : en toussant, le corps évacue des microbes. Il faut l'aider, fluidifier les sécrétions pour faciliter leur évacuation.

❊ ***Plantes : fenouil + anis vert + thym***
♦ ***Huile essentielle : myrte vert***

- Dans un bocal, mélangez ⅓ de fenouil, ⅓ d'anis vert et ⅓ de thym.
- Versez 2 cuillères à café du mélange dans une tasse d'eau bouillante. Couvrez et laissez infuser 10 à 15 minutes. Filtrez.
- Ajoutez ¼ de cuillère à café de miel (si possible de thym) dans laquelle vous aurez versé 1 goutte d'huile essentielle de myrte vert.
- Buvez 2 ou 3 tasses par jour jusqu'à disparition des symptômes.

Toux sèche

Une toux sèche n'est pas « productive », elle ne ramène pas de crachats pour parler clairement. En revanche, elle est fatigante, irritante, et s'entretient elle-même. Il faut la calmer, elle ne sert à rien.

❊ ***Plantes : eucalyptus + thym***
♦ ***Huile essentielle : cyprès de Provence***

- Dans un bocal, mélangez ½ d'eucalyptus et ½ de thym.
- Versez 2 cuillères à café du mélange dans une tasse d'eau bouillante. Couvrez et laissez infuser 5 minutes. Filtrez.
- Ajoutez ¼ de cuillère à café de miel (si possible de thym) dans laquelle vous aurez versé 1 goutte d'huile essentielle de cyprès de Provence.

Buvez 3 tasses par jour jusqu'à disparition complète de la toux.

Trac

« C'est horrible ça fait vraiment trop peur. Pas la peine que j'y aille, de toute façon je vais trembler comme une feuille et j'aurai tout oublié, je ne saurai pas quoi répondre quand on va m'interroger, je vais devenir rouge pivoine, bafouiller, rien que d'y penser je transpire des mains, et voilà, c'est tout le temps comme ça, je bosse des mois sur quelque chose et quand je suis interrogé, paf, plus rien ! » Buvez notre tisane, respirez notre huile essentielle, et allez-y. Vous nous raconterez au retour, mais nous savons déjà que tout va très bien se passer.

Plantes : menthe + aubépine
Huile essentielle : mandarine

- Dans un bocal, mélangez ⅓ de menthe et ⅔ d'aubépine.
- Versez 2 cuillères à café du mélange dans une tasse d'eau bouillante. Couvrez et laissez infuser 10 minutes. Filtrez.
- Ajoutez ¼ de cuillère à café de miel (si possible de lavande) dans laquelle vous aurez versé 1 goutte d'essence de mandarine.

Buvez 1 tasse la veille et une autre 1 heure avant l'épreuve.

Mon conseil en +

Appliquez 2 gouttes d'huile essentielle de laurier noble sur la face interne des poignets et respirez profondément, à chaque fois que la panique vous gagne, et juste avant la confrontation ou l'épreuve.

Transpiration excessive

Transpirer, c'est normal et naturel. Mais transpirer beaucoup, c'est gênant. D'abord visuellement (gouttes sur le visage, mains moites, auréoles sur le chemisier) puis, dans un second temps, olfactivement (odeurs de transpiration décomposée par les bactéries). Grâce à la sauge et à l'huile essentielle de palmarosa, luttez sur les deux fronts pour un maximum d'efficacité.

❀ ***Plante : sauge officinale (feuilles)***
♦ ***Huile essentielle : sauge sclarée***

- Versez 2 cuillères à café de feuilles de sauge officinale dans une tasse d'eau bouillante. Couvrez et laissez infuser 5 minutes. Filtrez.
- Ajoutez ¼ de cuillère à café de miel (si possible de lavande) dans laquelle vous aurez versé 1 goutte d'huile essentielle de sauge sclarée.

☕ Buvez 1 tasse matin et soir pendant les périodes de fortes chaleurs ou de stress intense.

Mon conseil en +

Appliquez 2 gouttes d'huile essentielle de palmarosa sur les zones concernées (aisselles – à la place du déodorant, pas en plus ! c'est très efficace –, pieds, mains, pubis) en évitant les muqueuses. Vous pouvez renouveler l'application une fois dans la journée, donc deux fois en tout sur 24 heures, mais procédez à une petite toilette rapide juste avant. Tout comme on ne met pas du déodorant sur une zone déjà malodorante, les huiles essentielles doivent être appliquées sur de la peau propre (= sans bactéries responsables des mauvaises odeurs).

Ulcère gastrique

L'ulcère à l'estomac peut être provoqué par deux problèmes majeurs. Soit par la bactérie *Helicobacter pylori*, alors responsable d'un *ulcère chronique*. Soit par des médicaments, notamment l'aspirine ou les anti-inflammatoires, il s'agit alors d'un *ulcère aigu*. Dans les deux cas, l'ulcère est fort douloureux car l'estomac est naturellement très acide. Alors une « blessure » dans sa cuirasse ne passe pas inaperçue… Des douleurs intenses de type « crampes » au niveau de l'estomac 2 ou 3 heures après chaque repas, calmées par des médicaments antiacides, cela ressemble à un ulcère…

❊ ***Plantes : mélisse (feuilles) + réglisse (racines)***
♦ ***Huile essentielle : basilic exotique***

- Dans un bocal, mélangez ⅓ de mélisse et ⅔ de réglisse (voir mise en garde p. 95).

- Versez 2 cuillères à café du mélange dans une tasse d'eau bouillante. Laissez bouillir 5 minutes, puis coupez le feu. Couvrez et faites infuser 5 minutes. Filtrez.
- Plongez dans la tasse ½ cuillère à café de miel dans laquelle vous aurez versé 1 goutte d'huile essentielle de basilic.

Buvez 2 tasses par jour, en dehors des repas. En cure de 20 jours.

Urticaire

Voir « Allergie cutanée » (p. 140).

Varices

L'insuffisance veineuse peut mener à des thromboses superficielles et des inflammations veineuses au niveau des jambes. Résultat : jambes lourdes avec veines dilatées apparentes. Soutenir son appareil circulatoire et renforcer ses vaisseaux sanguins est vital.

Plantes : vigne rouge + mélilot + menthe
Huile essentielle : cyprès de Provence

- Dans un bocal, mélangez ⅓ de vigne rouge, ⅓ de mélilot et ⅓ de menthe.
- Versez 2 cuillères à café du mélange dans une tasse d'eau bouillante. Couvrez et laissez infuser 5 minutes. Filtrez.
- Ajoutez ¼ de cuillère à café de miel dans laquelle vous aurez versé 1 goutte d'huile essentielle de cyprès de Provence.

Buvez 3 tasses par jour. En cures de 20 jours, espacées de 10 jours.

Mon conseil en +

Dans un flacon de 15 ml, mélangez 2 ml d'huile essentielle de cyprès de Provence, 2 ml d'essence de citron, 2 ml d'huile essentielle de lentisque pistachier, 9 ml d'huile végétale de calophylle. Avec quelques gouttes de ce mélange, massez vos jambes de bas en haut (des chevilles vers les genoux), matin et soir, après la toilette.

Vers

Les vers sont des parasites intestinaux qui se transmettent facilement à la maison : si un enfant en « attrape », il les passe à ses frères et sœurs, ou même à ses parents. Souvent tout simplement par manque d'hygiène, car il suffit généralement de se laver les mains (y compris sous les ongles) pour éviter la contagion. Une fois les oxyures et autres ascaris dans la place, il faut bien les déloger.

Plantes : camomille + armoise + menthe
Huile essentielle : non

- Dans un bocal, mélangez ⅓ de camomille, ⅓ d'armoise et ⅓ de menthe.
- Versez 2 cuillères à café du mélange dans une tasse d'eau bouillante. Couvrez et laissez infuser 10 minutes. Filtrez.

- Ajoutez 1 cuillère à café de miel pour sucrer car cette tisane est assez amère.
- Buvez 2 tasses par jour, 3 jours de suite en période d'absence de lune, et renouvelez en période de pleine lune.

Vertiges

La tête qui tourne, ce n'est pas toujours très plaisant. Retrouvez vos esprits grâce à notre tisane. Si c'est à cause de l'amour, c'est autre chose, notre potion ne pourra rien pour vous…

Plantes : pervenche + verveine

Huile essentielle : non

- Dans un bocal, mélangez ½ de pervenche et ½ de verveine.
- Versez 1 cuillère à café du mélange dans une tasse d'eau bouillante. Couvrez et laissez infuser 10 minutes. Filtrez.
- Ajoutez 1 cuillère à café de miel pour sucrer car cette tisane est assez amère.
- Buvez 2 à 3 tasses par jour jusqu'à amélioration.

ou

EPS : pervenche

- Versez 1 cuillère à café d'EPS dans un verre d'eau.
- Avalez 2 fois par jour jusqu'à amélioration des symptômes, puis 1 seule fois par jour pendant encore 2 semaines.

Voix cassée

La voix cassée ou éraillée peut donner un « genre » (que certains travaillent soigneusement), mais elle traduit surtout des cordes vocales épuisées d'avoir chanté, crié, fumé ou simplement parlé très longtemps. Du coup, elles « gonflent » et ne produisent plus le son caractéristique de « notre voix ». Pour accélérer le retour à la normale, cessez de chanter, de parler même, de fumer bien sûr, et buvez bien chaud.

Plante : réglisse
Huile essentielle : cyprès de Provence

- Versez 2 cuillères à café de réglisse (voir mise en garde p. 95) dans 25 cl d'eau froide. Portez à ébullition et faites bouillir 5 minutes, puis coupez le feu, couvrez et laissez infuser 5 minutes. Filtrez.
- Plongez dans la tasse 1 cuillère à café de miel dans laquelle vous aurez versé 1 goutte d'huile essentielle de cyprès de Provence.

Buvez 3 ou 4 tasses dans la journée, pendant 1 ou 2 jours.

Vomissements

Lorsque le corps a décidé d'évacuer quelque chose dont il ne veut pas, inutile de chercher à l'en empêcher, c'est peine perdue. Rien de grave en cas de vomissement ponctuel, c'est même un réflexe très salutaire et radical de l'organisme. En revanche, si les vomissements se répètent, il faut les calmer. Rien de tel que le gingembre et la menthe dans ce cas.

Plantes : gingembre + menthe
Huile essentielle : menthe poivrée

- Dans un bocal, mélangez 20 g de gingembre et 50 g de menthe.
- Versez 2 cuillères à café du mélange dans 25 cl d'eau bouillante. Laissez frémir 5 minutes, puis coupez le feu. Couvrez et faites infuser 5 minutes. Filtrez.
- Plongez dans la tasse ¼ de cuillère à café de miel dans laquelle vous aurez versé 1 goutte d'huile essentielle de menthe poivrée.
- Buvez 1 tasse et renouvelez si nécessaire 1 ou 2 fois. Cela devrait suffire

ou

Plante : poudre de gingembre

- Avalez 1 cuillère à café de poudre de gingembre avec un petit peu de yaourt ou de compote.

Zona

Le zona est une infection virale qui se manifeste par l'éruption de vésicules (petites cloques) sur le trajet d'un nerf, à peu près n'importe où sur le corps. Étant donné que le nerf est touché, la douleur peut être extrêmement vive. Même si l'on ne peut pas faire grand-chose contre le virus du zona lui-même (une fois qu'il a commencé son processus, il va jusqu'au bout), il est parfaitement possible d'atténuer ses manifestations.

Le + efficace

- ***EPS : cyprès***
- ***Huile essentielle : ravintsara***

- Versez 1 cuillère à café d'EPS de cyprès dans un verre d'eau.
- Ajoutez 1 goutte d'huile essentielle de ravintsara et remuez.
- Buvez 4 fois par jour, pendant environ 10 jours (plus ou moins long en fonction de votre état).

Mon conseil en +

Appliquez localement, sur les vésicules, 2 gouttes d'huile essentielle de niaouli, 3 ou 4 fois par jour pendant 5 à 6 jours.

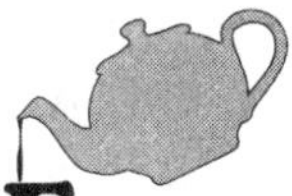

ANNEXE
LISTE SIMPLIFIÉE DES PLANTES MÉDICINALES AUTORISÉES DEPUIS 2008

Décret n° 2008-841 du 22 août 2008, relatif à la vente au public des plantes médicinales inscrites à la Pharmacopée.

Certaines de ces plantes sont très difficiles à trouver dans nos régions, mais peuvent être courantes dans d'autres. Par exemple, le tamarinier ou les graines de paullinia.

A

- Acacia à gomme – *Acacia senegal* et autres espèces d'acacias d'origine africaine
- Ache des marais – *Apium graveolens*
- Achillée millefeuille (= millefeuille) – *Achillea millefolium*
- Agar-agar – *Gelidium sp., Euchema sp., Gracilaria sp.*
- Ail – *Allium sativum*

- Ajowan – *Carum copticum – Trachyspermum ammi*
- Alchémille – *Alchemilla vulgaris*
- Alkékenge (= coqueret) – *Physalis alkekengi*
- Alliaire – *Sisymbrium alliara*
- Aloès des Barbades – *Aloe barbadensis*
- Amandier doux – *Prunus dulcis*
- Ambrette – *Hibiscus abelmoschus*
- Aneth – *Anethum graveolens*
- Angélique (= angélique officinale) – *Angelica archangelica*
- Anis (= anis vert) – *Pimpinella anisum*
- Ascophyllum – *Ascophyllum nodosum*
- Aspérule odorante – *Galium odoratum*
- Astragale à gomme – *Astragalus gummifer* et certaines espèces du genre Astragalus d'Asie
- Aubépine (= épine blanche) – *Crataegus laevigata – Crataegus oxyacantha*
- Aunée (= aunée officinale) – *Inula helenium*
- Avoine – *Avena sativa*

B

- Badianier de Chine (= badiane de Chine ou anis étoilé) – *Illicium verum*
- Balsamite odorante (= menthe coq) – *Balsamita major*
- Bardane (grande) – *Arctium lappa*
- Basilic (= basilic doux) – *Ocimum basilicum*
- Baumier de Copahu – *Copaifera officinalis*
- Bétoine – *Stachys officinalis*
- Blé – *Triticum aestivum – Triticum vulgare*

- Bouillon-blanc – *Verbascum thapsus*
- Bourrache – *Borago officinalis*
- Bruyère cendrée – *Erica cinerea*

C

- Camomille romaine – *Chamaemelum nobile*
- Cannelier de Ceylan – *Cinnamomum zeylanicum*
- Cannelier de Chine – *Cinnamomum aromaticum*
- Capucine – *Tropaeolum majus*
- Cardamome – *Elettaria cardamomum*
- Caroubier – *Ceratonia siliqua*
- Carragaheen (= mousse d'Irlande) – *Chondrus crispus*
- Carthame – *Carthamus tinctorius*
- Carvi (= cumin des prés) – *Carum carvi*
- Casse – *Cassia fistula*
- Cassissier (= groseillier noir) – *Ribes nigrum*
- Centaurée (petite) – *Centaurium erythraea*
- Chicorée – *Cichorium intybus*
- Chiendent (gros) (= chiendent pied-de-poule) – *Cynodon dactylon – Agropyrum repens*
- Chiendent (= petit chiendent) – *Elytrigia repens*
- Citronnelle – *Cymbopogon sp.*
- Cochléaire – *Cochlearia officinalis*
- Coquelicot – *Papaver rhoeas*
- Coriandre – *Coriandrum sativum*
- Courge citrouille (= citrouille) – *Cucurbita pepo*
- Criste-marine (= perce-pierre) – *Crithmum maritimum*
- Curcuma long – *Curcuma domestica*
- Cyamopsis (= guar) – *Cyamopsis tetragonolobus*

E

- Églantier (= rosier sauvage) – *Rosa canina*
- Éleuthérocoque – *Eleutherococcus senticosus*
- Estragon – *Artemisia dracunculus*
- Eucalyptus (= eucalyptus globuleux) – *Eucalyptus globulus*

F

- Fenouil amer – *Foeniculum vulgare*
- Fenouil doux (= aneth fenouil) – *Foeniculum dulce*
- Fenugrec – *Trigonella foenum-graecum*
- Figuier – *Ficus carica*
- Frêne – *Fraxinus excelsior*
- Frêne à manne – *Fraxinus ornus*
- Fucus – *Fucus serratus, Fucus vesiculosus*

G

- Galanga (grand) – *Alpinia galanga*
- Galanga (petit) – *Alpinia officinarum*
- Genévrier – *Juniperus communis*
- Gentiane (= gentiane jaune) – *Gentiana lutea*
- Gingembre – *Zingiber officinale*
- Ginseng (= panax de Chine) – *Panax ginseng*
- Giroflier – *Syzygium aromaticum, Eugenia caryophyllus*
- Gléditschia (= févier) – *Gleditschia triacanthos, Gleditschia ferox*

- Griottier (= cerisier griottier) – *Prunus cerasus, Prunus avium*
- Guimauve – *Althaea officinalis*

H

- Houblon – *Humulus lupulus*

J

- Jujubier – *Ziziphus jujuba*

K

- Karkadé (= oseille de Guinée) (= hibiscus) – *Hibiscus sabdariffa*
- Kolatier (= colatier) (= kola) – *Cola acuminata*

L

- Lamier blanc (= ortie blanche) – *Lamium album*
- Laminaire – *Laminaria digitata*
- Laurier commun (= laurier-sauce) – *Laurus nobilis*
- Lavande (= lavande officinale) – *Lavandula angustifolia*
- Lavande stoechade – *Lavandula stoechas*
- Lavandin Grosso – *Lavandula intermedia*
- Lemongrass de l'Amérique centrale – *Cymbopogon citratus*
- Lemongrass de l'Inde – *Cymbopogon flexuosus*

- Lichen d'Islande – *Cetraria islandica*
- Lierre terrestre – *Glechoma hederacea*
- Lin – *Linum usitatissimum*
- Livèche – *Levisticum officinale*

M

- Marjolaine (= origan marjolaine) – *Origanum majorana*
- Maté (= thé du Paraguay) – *Ilex paraguariensis*
- Matricaire (= camomille allemande) (= camomille vulgaire) – *Matricaria recutita*
- Mauve – *Malva sylvestris*
- Mélisse – *Melissa officinalis*
- Menthe poivrée – *Mentha piperita*
- Menthe verte – *Mentha spicata*
- Ményanthe (= trèfle d'eau) – *Menyanthes trifoliata*
- Moutarde junciforme – *Brassica juncea*
- Muscadier aromatique – *Myristica fragrans*
- Myrte – *Myrtus communis*
- Myrtille (= airelle myrtille) – *Vaccinium myrtillus*

O

- Olivier – *Olea europaea*
- Oranger amer (= bigaradier) – *Citrus aurantium*
- Oranger doux – *Citrus sinensis*
- Origan – *Origanum vulgare*
- Ortie brûlante – *Urtica urens*
- Ortie dioïque – *Urtica dioica*

P

- Papayer – *Carica papaya*
- Paullinia – *Paullinia cupana (guarana)*
- Pensée sauvage (= violette tricolore) – *Viola arvensis*
- Piment de Cayenne (= piment enragé) (= petit piment) – *Capsicum frutescens*
- Pin sylvestre – *Pinus sylvestris*
- Pissenlit (= dent-de-lion) – *Taraxacum officinale*
- Pommier – *Malus sylvestris*
- Prunier – *Prunus domestica*

R

- Radis noir – *Raphanus sativus*
- Raifort sauvage – *Armoracia rusticana*
- Réglisse – *Glycyrrhiza glabra*
- Reine-des-prés (= ulmaire) – *Filipendula ulmaria – Spirea ulmaria*
- Romarin – *Rosmarinus officinalis*
- Ronce – *Rubus fructicosus*
- Rosier à roses pâles – *Rosa centifolia*
- Rosier de Damas – *Rosa damascena*
- Rosier de Provins (= rosier à roses rouges) – *Rosa gallica*

S

- Safran – *Crocus sativus*
- Sarriette des jardins – *Satureja hortensis*

- Sarriette des montagnes – *Satureja montana*
- Sauge officinale – *Salvia officinalis*
- Sauge sclarée (= sclarée toute-bonne) – *Salvia sclarea*
- Seigle – *Secale cereale*
- Serpolet (= thym serpolet) – *Thymus serpyllum*
- Sterculia – *Sterculia urens*
- Sureau noir – *Sambucus nigra*

T

- Tamarinier de l'Inde – *Tamarindus indica*
- Temoe-lawacq – *Curcuma xanthorrhiza*
- Théier (= thé) – *Camellia sinensis*
- Thym – *Thymus vulgaris*
- Tilleul – *Tilia sylvestris*

V

- Verveine odorante – *Aloysia citrodora, Lippia citriodora*
- Vigne rouge – *Vitis vinifera*
- Violette – *Viola tricolor*

INDEX DES HUILES ESSENTIELLES

P

R

S

T

V

Y

INDEX DES PLANTES

C

N

O

P

Q

R

S

T

V

TABLE DES MATIÈRES

ANNEXE : LES MIELS

Piochez de préférence le « bon » miel en fonction de votre situation personnelle, pour une synergie d'action parfaite entre huiles essentielles et miel.

QUEL MIEL	POUR QUOI
Acacia	Anti-douleurs digestives, anticonstipation, antalgique.
Agrumes	Apaisant. Facilite la digestion.
Aubépine	Bon pour le cœur (antipalpitations, apaisant cardiaque).
Bruyère	Anti-troubles urinaires (cystites, troubles de la prostate...).
Callune	Fortement antioxydant. Antifatigue, antibactérien.
Châtaignier	Antiseptique et tonifiant. Bon pour la circulation du sang.
Colza	Anti-brûlures d'estomac, favorise le transit digestif. Apaisant, induit le sommeil.
Eucalyptus	Anti-maladies respiratoires (angine, bronchite...) et urinaires. Stimule l'immunité.
Garrigue	Diurétique, antiseptique, bon pour la gorge (angine, irritations).
Lavande	Antiseptique respiratoire (bronches), antitoux, antigrippe... : idéal pour les tisanes en hiver. Également antirhumatismes, calmant, antistress.

Luzerne	Bon pour la digestion.
Manuka	Antiseptique.
Oranger	Calmant, bon pour le sommeil.
Pissenlit	Bon pour la digestion, notamment la vésicule biliaire.
Romarin	Extrêmement apaisant voire sédatif, antiseptique (contre gastro-entérite...), bon pour les troubles du foie et de la vésicule.
Sapin	Antiseptique respiratoire (toux, bronchite, sinusite). Induit le sommeil.
Sarrasin	Antianémie, augmente l'appétit et favorise la digestion. Très antioxydant.
Thym	Calme les troubles des règles. Bon pour les sportifs. Très antiseptique (voies aériennes et digestives).
Tilleul	Apaisant, anti-insomnie, anti-mal de tête lié à une mauvaise digestion. Favorise l'élimination. Utile si fièvre (aide à transpirer).
Tournesol	Antispasmodique (douleurs digestives liées aux spasmes, souvent à cause du stress). Ami du spasmophile. Antiseptique.
« Toutes fleurs »	Généraliste (tout dépend des fleurs butinées), prévention allergie rhume des foins (présence de pollens en micro-quantité, non allergisants et qui « habituent » et « désensibilisent » l'organisme).
Trèfle	Apaisant.

www.danielefesty.com
et sur Facebook (page «Huiles essentielles par Danièle Festy») ou encore sur Scoop it :
www.scoop.it/t/huiles-essentielles-by-daniele-festy

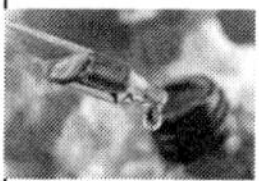

Retrouvez Danièle Festy sur son blog, il s'y passe tous les jours quelque chose !

- Posez toutes vos questions sur les huiles essentielles et leurs applications, mais aussi les probiotiques, les plantes.
- Visionnez en libre-service (gratuit), une foule de vidéos, par exemple pour faire le point sur les huiles essentielles amies de la grossesse, de l'allaitement, celles qui conviennent ou non aux enfants… Et aussi des zooms sur certaines huiles essentielles, leurs vertus, quand, comment et pourquoi les utiliser...
- Prenez rendez-vous avec Danièle Festy pour des conseils personnalisés et individuels.
- Inscrivez-vous à des formations en aromathérapie. « Affections saisonnières », « Troubles de l'humeur », « Beauté aroma »… que vous soyez débutant ou expert, les thèmes abordés concernent toute la famille. Pour apprendre à utiliser les huiles essentielles au quotidien sans risque et TRÈS efficacement !
- Un sujet spécifique vous tient à cœur ? Faites-en part à Danièle Festy toujours via son blog : dès qu'un groupe se rassemble autour d'un thème, ½ journée d'information peut être envisagée.
- Des recettes de cuisine aux huiles essentielles, aux probiotiques... gorgées de vertus santé ! Cookies au choco sans gluten, yaourts maison à la badiane… Avec des photos, bien sûr.

Achevé d'imprimer par Novoprint
Dépôt légal : novembre 2013
Imprimé en Espagne